渡邉 修

高次脳機能障害と家族のケア

現代社会を蝕《むしば》む難病のすべて

講談社+α《プラスアルファ》新書

はじめに

突然の脳の病気やケガによる脳への損傷は、その人を変えてしまうように見えます。いままで普通に会話して、世話になったり、頼りにしていた家族の一人が、ある日をきっかけに言葉を失い、昨日の出来事を忘れ、ともすると家族の顔すらわからなくなり、大きな声をあげる……。

病気やケガが、その人そのものである脳に起きたことで、その人を変えてしまったように見えるのです。このような状況は、家族に大きな不安感とともに負担感をもたらします。

硬い頭蓋骨《ずがいこつ》の奥で何が起きているのか、なぜこのような症状が表れるのか、一時的なのか、回復する可能性はあるのか、どのようにすると回復するのか……。

このようなことがわからないと、不安感はいっそう大きくなります。

２００４年の厚生労働省の調査により、高次脳機能障害者はわが国に30万人いると言われてきました。２００７年に行った東京都の高次脳機能障害者実態調査では、都内に高次脳機能障害者が５万人程度はいるのではないかと推定しています。ということは、人口比で計算すると全国にはこの10倍となる50万人がいるということになります。しかし、実際はもっと多くの人が高次脳機能障害に悩み、そのご家族も苦労されているのではないかと思います。

秋田県立脳血管研究センター疫学研究部部長・鈴木一夫氏は、現在、全国に脳卒中（脳血管障害）という脳の病気を患いながら生活している人は、２５０万人以上いると報告していらっしゃいます。この数値をもとに、数編の統計調査から推定すると、こうした人々のなかで「言葉が話せない」「モノの名前がでてこない」「人の言葉が理解できない」といった失語症という症状がいまも残っていると推定される人が20万人もいるのです。高次脳機能障害にはさまざまな症状がありますが、失語症のみをとっても、これだけの人がいるのです。さらに、わが国では交通事故が年間１００万件あり、死亡者が７０００人弱、重度の脳外傷を患う人は最低でも1万〜2万人います。この人たちは、何らかの高次脳機能障害を合併していると考えられるので、毎年これだけの高次脳機能障害者が増えていくのです。

このように考えると、わが国の高次脳機能障害者は50万人をはるかに上回ると推定されます。いつ、自分の家族が交通事故や脳卒中で、高次脳機能障害になるかわかりません。高次脳機能障害は、けっして他人事ではないのです。

私は、脳神経外科の救急現場に、８年間勤務しました。脳に大きな傷を負った人が昏睡状態で搬送され、外科治療を受け、やっとの思いで急性期治療を乗りきり、家族とともに安堵しながら病院をあとにしていきます。しかし、家に帰ってから高次脳機能障害の問題は表面化します。高次脳機能障害者本人は、脳が受けた傷によって家庭や社会に復帰する際に、大きな壁に直面するのです。そして、どうしたらいいのかわからず、将来が見えず、本人も、家族も、絶望感すら抱くことがあるのです。現代医学のめざましい進歩は救命率を上げてきましたが、「救脳」という点ではまだまだです。

しかし、私は救急現場のあと、リハビリテーションの現場に従事したことにより、脳損傷による後遺症の改善は、リハビリテーションによって大きな希望を見出せるということを知りました。適切な刺激、適切な環境によって、脳は健常者とは異なる部分が活性化し、数年をかけて再編されていくのです。

本書は、リハビリテーションの場で多くの高次脳機能障害者と接触し、そのご家族をも含めた長期にわたるおつき合いのなかで生まれました。高次脳機能障害者と生活をともにするご家族の悩みや苦しみを共有しながら、リハビリテーションはいかにあるべきか、そのことによって何が期待できるのかについて述べました。

２００８年８月

渡邉《わたなべ》　修《しゅう》

◉目次

第二章　多様な症状を理解する

第三章　入院中に家族ができること

第四章　家族一丸となって臨むリハビリテーション

第五章　地域で生活する

第一章　高次脳機能障害とは何か

何が原因で発症するのか

事故や病気で脳が傷つくと、手足の麻痺やしびれなどのからだの障害とは異なる症状が表れることがあります。言葉が上手に話せない、人の話が理解できない、字が読めない、仕事に集中できない、朝食のメニューが思い出せない、右と左の区別ができない、左側にあるおかずをいつも残す、すぐに怒り出す、イライラする、元気がない、料理をしながらその合間に洗濯機を回すことができない、妻を見ても誰かわからない、道に迷う、洋服が着られない、お茶の入れ方がわからない……。

こうした症状が病気やケガをきっかけに見られた場合、医師や家族は「高次脳機能障害かもしれないな」と疑います。高次脳機能障害は、脳に何らかの損傷が生じた結果として表れます。

では、脳に損傷を生じやすい疾患には、どのようなものがあるのでしょうか。

脳疾患の代表格は脳卒中です。脳卒中には、その70%を占める脳梗塞《のうこうそく》、20%を占める脳出血、10%を占めるくも膜下出血《まくかしゆつけつ》があります。

交通事故や転倒事故による脳外傷が原因の人も少なくありません。また、水に溺れたり、窒息や喘息《ぜんそく》の発作などによって呼吸が停止し、脳に一時的に酸素や血液が供給されなかったことが原因で発症する低酸素脳症《ていさんそのうしょう》という疾患があります。脳腫瘍《のうしゅよう》や、脳炎などの感染症もあります。

このほかにもモヤモヤ病、脳動静脈奇形《のうどうじょうみゃくきけい》、膠原病《こうげんびょう》が脳へ拡大したもの、アルコールを含む薬物中毒、ビタミン欠乏症などの栄養障害、脳性麻痺や先天性の水頭症《すいとうしょう》などの先天性疾患、アルツハイマー型認知症などの変性疾患（少しずつ脳の特定の部分が変質していく病気）もあります。

「高次」とは何か

高次脳機能障害という言葉の「高次」とは、どのような意味でしょうか。

私たちが日常生活を送っていくための司令塔である脳には、次のような働きがあります。

①生命の維持

・呼吸や血圧、体温など生命を維持する働き

②意識の維持

・覚醒して（目が開いて）、周囲に注意を払うといった意識を維持する働き

③感覚の受容と運動

・「触る（触覚）、見る（視覚）、聞く（聴覚）、味わう（味覚）、かぐ（嗅覚）」といった感覚を受け入れる働き

・「モノをつかむ」「歩く」といったからだを動かす働き

④認知・判断

・五感（触覚、視覚、聴覚、味覚、嗅覚）で入手した情報を認知する、たとえばバラを見て、それが「花」なのか、「はさみ」なのかと、言葉として理解する働き

・認知した情報をまとめて、自分はどのように行動したらよいのかを判断する働き

・言葉を話したり、理解したり、字を書いたりして、人とうまく交流する働き

これらの脳の4つの働きのなかで、①～③はすべての動物がもっている機能なので、高次脳機能とはいえません。

ところが、④は霊長類、とりわけヒトにおいてもっとも発達した機能なので、「高次」といわれているのです。

交通事故で1ヵ月間昏睡状態に

交通事故の後遺症で高次脳機能障害になる人も少なくありません。命が助かったと喜んだのも束の間、思わぬ後遺症が残っているケースがあるのです。救命救急医療の発達とともに、以前は助からなかった命が助かるようになったのですが、その一方で高次脳機能障害になってしまう人も増えてきているのです。

鈴木幸子さん（仮名）は、警察犬の訓練士をめざして専門学校に通う26歳の女性でした。帰省の途中、トラックと正面衝突し、昏睡状態となり、病院の救命救急室に搬送されました。呼吸不全のために人工呼吸器をつけなくてはならないほどの重体で、両親は生命の危険を医師から告げられました。

しかし、約1ヵ月後、「はい、いいえ」などの意思表示ができるようになり、リハビリテーション専門病院に転院しました。右片麻痺と、言葉がうまく出ない、一つのことに集中できないという症状がありましたが、理学療法、作業療法、言語聴覚療法を受け、1年をかけて、一人で食事、排泄、更衣、杖を使って歩くことができるようになったのです。さらに、社会復帰に備え、ボランティアセンターでの手話講座へも参加しました。

鈴木さんは右片麻痺のために警察犬の訓練士は断念し、新たな仕事を見つけることに目を向けはじめ、どのような仕事が自分に向いているのかを知るために、障害者職業センターで評価を受けました。そして、パソコン講習も受講し、電車やバスが一人で利用できるように練習もしました。さらに、障害者職業能力開発校の受験を決意し、入学試験対策も始めたのです。

受傷3年後、鈴木さんは障害者職業能力開発校に入校が決定し、寮生活が始まりました。両親と離れることに当初は心細さを感じていましたが、寮の仲間とうまく生活ができ、パソコンを使った情報処理や簿記の勉強をしました。そして翌年には、地元の銀行で準嘱託社員として働けるようになったのです。現在、週5日のフルタイム勤務で書類などをパソコンで作成しています。

鈴木さんの挑戦は、これだけではありません。仕事をしながらリハビリテーションの一環として障害者スポーツを開始したのです。水泳と陸上の種目で地域の代表として国体にも参加し、これまでに10個の金メダルを獲得しています。

鈴木さんにも、もちろんつらい時期があったと思います。思うようにからだが動かなかったこと、自分の夢を断念しなければならなかったこと、そして寮生活……。しかし、鈴木さんの前向きな性格が、これらをはねのけてきたのだと思います。

朝食のメニューが思い出せない

松本直子さん（仮名）は、50歳のキャリアウーマンでした。

ある朝、右手、右顔にしびれを感じて起き上がると、右の五本の指も動かしにくいことに気づきました。歩くことはできたので、その日のうちに病院に行ったところ、脳の深部、左脳にある視床という場所に3㎝ほどの脳梗塞が見つかり、すぐに入院となり治療が始まりました。幸い意識ははっきりしていたので、お見舞いにきた人と話もできたのですが、夕方になると、今日、誰がきたのか、聞かれても答えられませんでした。

入院して1週間が過ぎるとリハビリテーションが始まり、手のしびれやぎこちない動きは少しずつ改善し、箸も使えるようになったのですが、数分前、数日前の記憶がどうもはっきりしないという症状が残りました。朝食の風景は何となく思い出せるのですが、何を食べたのかがわからないのです。日常生活が一人でできるようになったので、1ヵ月後には自宅に退院しました。でも、買い物に出かけると、店についたら何を買いにきたのかわからない。リハビリテーションのつもりでパソコンを始めましたが、昨日までの作業を覚えておらず、今日、どこから取り組んだらいいのかわからないという症状がありました。

松本さんは新しいことを覚えられないことに悩み、メモをとるようにしました。メモを見ることも忘れがちだったので、首にメモを下げて毎日を過ごすようにしたのです。誰から電話があったか、誰と会ったか、何時に何をするのかを細かく手帳に書き込み、使いこなしていったのです。

松本さんは夫の支えは必要ながらも、主婦として何とか家事を自力でこなせるようになりました。しかし、50歳という年齢と記憶の問題から、復職することは断念しました。

それから5年が経過し、松本さんはいまでも手帳をポケットに入れてはいますが、以前ほど頼りにすることはなくなりました。数時間前、数日前の記憶が不完全ながらも残るようになったのです。はじめは記憶障害の改善をあきらめたように手帳に頼っていましたが、その必要があまりないところまで回復しているのです。

前述の鈴木幸子さんは脳外傷によって、松本さんは脳梗塞によって脳を損傷しました。鈴木さんは右手足の麻痺とともに言葉の障害が生じ、就職するまでには多くの心の葛藤があったと思います。ときに、家族に対し声をあらげたこともあったでしょう。

松本さんは手にしびれが残り、記憶の問題が残りました。てきぱきと働いていたときのことを思うと、いまの自分に落ち込むこともありました。

脳が傷つくと、同時に心も傷つくことを、私たちは知らなくてはなりません。

脳損傷後に起きる3種の障害

脳に損傷が起きてしまった人には、3種の障害が残る可能性があります。それは、「からだの障害」「知的な障害」「心の障害」です。私たちは高次脳機能障害者と接するとき、これら3種の障害を理解しておく必要があります。

①からだの障害

手足の麻痺、ふらつき（**失調**）、モノが2つに見える、片側の口からごはんがこぼれる、味がわからない、耳が聞こえない、食べ物が飲み込めない、呂律《ろれつ》が回らないなどを指します。

②知的な障害

昨日の見舞い客を覚えていない（**記憶障害**）、すぐに飽きる・人の話をじっと聞いていられない（**注意障害**）、考えがまとまらない・一日の計画が立てられない（**遂行機能障害**）、病棟で自分の部屋に戻れない（**地誌的障害**）、歯ブラシの使い方がわからない（**失行**）、思った言葉がうまく言えない（**失語症**）などです。このような知的な障害は、「**認知機能の障害**」ともいます。

③心の障害

やる気をなくす（**自発性の低下**）、暴力・暴言（**易怒性**《いどせい》）、自己中心的な態度（**他人への配慮の低下**）、過剰なこだわり（**固執傾向**）、自分の障害に気づかない（**病識の低下**）、子どもっぽくなった（**幼児性**）、依存的になったなどです。心の障害は、からだの障害や知的な障害に比べて、より社会生活のなかで人との関係を乱す行動となることから、「**行動障害**」ともいわれます。

①と②が脳の特定の部位の損傷の結果、表れやすいのに対し、③の障害は、障害が起きてしまったことに対する心の反応が大きく関わっています。

本書のテーマである高次脳機能障害とは、②と③の障害のことをいいます。

理解しにくいのはなぜか

「高次脳機能障害」とは、脳の損傷によって生ずる言葉の問題、注意の問題、記憶の問題、行動の問題、遂行機能の問題などさまざまな障害をひとまとめにした呼び名です。記憶障害が1つだけあっても高次脳機能障害があるといい、記憶障害と注意障害の2つを併せ持っていても高次脳機能障害があるといいます。

そのため、「うちの息子は高次脳機能障害があります」と言っても、周囲の人はピンとこないのです。どんなことができないのか、わからないのです。

しかも、同じ「言葉の問題」といっても、できないことは人それぞれ異なります。思ったことが話せなくて伝えられない人、日常生活の会話は困らないけれど文字を読むのが苦手な人、言葉をまくしたてられるとわからなくなる人と、さまざまなのです。症状が1つではない点が、高次脳機能障害をますますわかりにくくさせています。

また、「高次脳機能障害」のなかの「行動障害（心の障害）」は、心の問題と大きく関わっているので、本人のもともとの性格と思われてしまうこともあります。「ケガや病気がきっかけで、『仕事に集中できなくなった』『すぐに怒り出すようになった』というけれど、本人の気持ちの問題ではないの？」と思う人も少なくないでしょう。

モノ忘れはどんな人にもあるものです。疲れて仕事に集中できないこともありますし、イヤなことがあったために、ちょっとしたことで怒り出す人もいるでしょう。では、どこから病気、すなわち異常というのでしょうか？

「モノ忘れがひどくて……。これって異常ですか？」と病院を訪れる人がたくさんいらっしゃいますが、病気なのかどうかを見分ける基準は、その症状が日常生活にどの程度支障をきたしているかということと、その頻度です。あるいはどの程度周囲の人に迷惑をかけているか、介護を必要としているかということと、その頻度です。

たとえば、「記憶が苦手で、昨日、どこまで仕事をしたのか覚えられず、今日、どこから仕事をするのかわからない、という状況が毎日繰り返される」「火をつけっぱなしにして、火事になりかけたことが何度もある」「病気になったあとから、暴力や暴言がひどくて、いつも家族の見守りが必要だ」というのであれば、これは異常になります。

このように、問題行動が繰り返される場合は、「年を取っているのだから仕方ないですね」ではすまされません。問題行動が脳のケガ・病気のあとに表れたとしたら、高次脳機能障害という後遺症の可能性があるのです。

そのようなケガや病気をしていないのならば、脳梗塞やアルツハイマー型の認知症など脳の疾患を疑い、頭部の画像検査を受けて、脳に何が起きているのかを調べなくてはなりません。

症状が1つではない、障害が心の問題と大きく関わっている、異常と正常の境界線が曖昧《あいまい》であるなどのために、高次脳機能障害はわかりにくいのです。

もともとの病気は関係ない

高次脳機能障害とは、脳が本来営んでいる高次の脳機能が障害されていることを意味します。

もともとの病気が何であったのかということには関係ないのです。手足が動かない障害は、運動障害なのです。動かなくなった原因が骨折であっても、脳出血であっても、運動障害であることに変わりはありません。

高次脳機能障害もこれと同じで、原因が何であるかは関係ありません。

また、症状は人によって表れ方が異なります。

失語症といっても、「リンゴ」という言葉の発音の仕方を忘れたために話すのが苦手な人、「リンゴ」という言葉の意味を忘れてしまったことで理解するのが苦手な人、そのいずれもが苦手な人とさまざまです。さらに、話すのが苦手な人でも、まったく言葉が話せない人、簡単な単語なら話せる人、「リンゴ」という言葉が出なくても、「リ」という手がかりがあれば「リンゴ」と話せる人とさまざまです。

その違いの主な原因は、大脳のどのあたりが損傷を受けているのか、どの程度の損傷なのかということに強く関連しています。

もともとの病気が何であったのかということには、関係していません。

同じ病気や外傷でも重いもの、軽いものがあるように、高次脳機能障害にも重くて日常生活への支障が大きい場合と軽い場合があり、そして質の違いもあるのです。また、これらの症状が1つだけの人、複数ある人がいるので、高次脳機能障害者の症状は多様となります。

しかし、厚生労働省は医療の現場で高次脳機能障害という言葉を持ち出したとき、原因となる疾患を限定しました。高次脳機能障害の治療やリハビリテーションで使われる医療費や精神障害者保健福祉手帳の交付対象となる疾患は、どんな疾患でも該当するのではなく、生まれつきの疾患（先天性疾患）や進行する疾患（アルツハイマー型認知症など）は除外したのです。これが高次脳機能障害の理解をより難しくしました。

繰り返しますが、高次脳機能障害はもともとの病気が何であったかは関係ありません。高次脳機能障害は症状を意味する言葉であり、疾患を意味する言葉ではないのです。

20年前の事故が原因で精神科病院に

私が山中健一さん（仮名）にお会いしたのは、高次脳機能障害者と家族の集まる会に参加したときでした。山中さんは精神科病院に入院中で、外出許可をもらって両親と一緒にきていたのです。表情は乏しく眠そうで、すぐに机にうつぶして顔をうずめてしまいがちでした。

両親から話を伺うと、20年前、大学生のときに自動二輪車の後部に同乗して乗用車と衝突し、8mはね飛ばされて電柱に激突、昏睡状態のまま病院に搬送されたということでした。2〜3日間昏睡が続きましたが、3ヵ月間の入院でトイレや入浴などは一人でできるようになりました。しかし、山中さんには記憶障害があり、知能や集中力が低下し、正確な会話ができないことを、両親は感じていました。

退院後、山中さんは大学近くの下宿に戻って復学したものの、大学の授業についていくことができず、うつうつと部屋に閉じこもる生活となりました。自ら精神科を受診したところ、精神分裂病（現在の統合失調症）の診断を受け、服薬が開始されましたが、ひきこもり状態の生活となり、ほかの病院の精神科に約18年間も入院する結果になりました。入院中、突然のひとりごとや衝動的な興奮、ガラスを割る、幻聴なども見られたようです。

2006年に、両親は山中さんを大学病院へ連れて行き、そこで初めて「器質性《きしつせい》精神障害」、つまり高次脳機能障害と診断を受けたのです。

山中さんは精神科に入院中、大量の抗精神薬を服用していました。精神科の治療による薬の副作用で、社会生活には到底復帰できる状況ではありませんでした。しかし、事故による後遺症だと判明してから、社会生活に復帰する準備を始めたのです。もう一度、自立した生活に向けチャレンジしたのです。

急に服薬を中止することはできません。なぜなら、からだは大量の抗精神薬のペースで機能していたからです。山中さんは数ヵ月に1錠のペースで減薬するとともに、退院するために試験的に外出してみることから始め、外泊までできるようになりました。外出時や外泊時には、高次脳機能障害の患者・家族会にも参加しました。山中さんには水をたくさん飲んでしまうという症状があったので、外泊したときは両親が四六時中見守っていなければなりませんでした。

そのような生活が2〜3年続いたあと、自宅へ退院できたのです。しかし、生産的な作業は何もしていなかったので、退院後も自分から何かを始めることができませんでした。そこで山中さんはお父様の仕事を手伝い、事務所に通う毎日を過ごすようになりました。現在、山中さんは明るい表情を取り戻しています。事務所で仕事が少しずつできるようになったのです。お父様は、「今後、さらに息子は仕事ができるようになるだろう」とおっしゃっています。

山中さんの例は、精神症状のみに焦点をあてた診断と治療が間違っていたのだと思います。高次脳機能障害は統合失調症と類似した症状が発現しうるのです。それゆえ、医師が診断するのも、ときに難しい障害なのです。

精神障害か？　それとも認知症か？

高次脳機能障害と診断されたら、「精神障害者保健福祉手帳」の交付を申請することができます。そのため、「高次脳機能障害は、精神障害なのか？」と疑問に思われる人がいらっしゃるのではないでしょうか。実際、精神科病院に通院されている人は少なくありません。

高次脳機能障害において精神障害者保健福祉手帳の交付を申請する際、医師は「国際疾病分類第10版（ＩＣＤ－10）」に従い、

①器質性健忘症候群

②脳の損傷および機能不全並びに身体疾患によるその他の精神障害

③脳の疾患、損傷および機能不全による人格および行動の障害

のいずれかから病名を選ばなくてはなりません。①は、記憶がとくに障害されている場合を指しています。②と③は、脳に生じた傷が原因で起きる精神障害、あるいは人格および行動の障害を指しており、「器質性精神障害」という病名になります。

ここに何度も出てくる「器質性」とは、外傷や病気によってできた脳の傷のことです。

もともと精神障害は、その原因を「器質性なのか」「機能性なのか」と大きく2つに分ける考え方がありました。原因がはっきりしているものを「器質性」、うつ病や統合失調症、

神経症のようにはっきりとした原因がつかめないものを「機能性」としたのです。しかし、医学の発展により原因はどんどん解明され、このような分類は徐々に無意味になってきています。

厚生労働省の診断基準によると、高次脳機能障害と診断するには、事故や疾病によって脳が損傷していなければなりません。つまり、器質性でなければならないのです。

国際疾病分類をつくっているＷＨＯ（世界保健機関）の器質性精神障害の解説には、記憶、知能、学習といった認知機能の障害、あるいは意識、注意といった障害が含まれていると記されています。

すなわち、ＷＨＯもわが国の厚生労働省も、高次脳機能障害は精神障害の一つととらえているのです。

なお、精神障害者保健福祉手帳の交付を申請する際の診断書は精神科医師が書くのが基本ですが、高次脳機能障害は、リハビリテーション科医師なども書けるようになりました。

また、「認知症は高次脳機能障害ではないのか？」という声をよく耳にします。

まずは、認知症とはどのような状態なのかを確認しておきましょう。

認知症の診断基準はアメリカ精神医学会でつくられた診断基準（図１）が、国際的にも用いられており、日本もこれを基準としています。

A　記憶（短期、長期）の障害がある

B　次のうち１つの症状がある
　　①抽象的思考の障害
　　②判断の障害
　　③高次皮質機能の障害（失語、失行、失認、構成障害）
　　④性格の変化

C　A、B の障害により、仕事・社会活動・人間関係が損なわれる

D　意識障害のときには診断しない

E　病歴や検査から脳の損傷が推測できる

図１　認知症の定義

この基準を見ると、その症状はまさに高次脳機能障害であり、高次脳機能障害は認知症に含まれるという点において異論をもつ人は誰もいらっしゃらないと思います。

問題は「厚生労働省が定義した高次脳機能障害」に、認知症が該当しないという点です。認知症には主にアルツハイマー型認知症と脳血管型認知症がありますが、同省は保険医療ならびに福祉制度の枠組みでは、進行性疾患のアルツハイマー型の認知症は高次脳機能障害の診断基準から除外しているのです。その理由は、進行性疾患は病状が徐々にでも進行することから、脳卒中や脳外傷、低酸素脳症などの後天性の疾患とは社会福祉の支援体制が異なるからです。

また、高次脳機能障害の診断基準から外れたのは、進行性疾患だけではありません。脳性麻

痺などの先天性疾患や周産期（出産前後の期間）における脳損傷、自閉症などの発達障害も高次脳機能障害を合併する可能性があるのですが、これらも進行性疾患と同様に除外されたのは、やはり脳卒中や脳外傷、低酸素脳症などの後天性の疾患とは、病状の経過や支援体制が異なるのが理由だからでしょう。

さらにいえば、厚生労働省が発表した診断基準には、高次脳機能障害の代表的な症状である失語症は含まれていません。

なぜ、代表的な症状の一つである失語症が診断基準から外れたのか。

それは、失語症は身体障害者手帳で申請することができるからです。

厚生労働省のこのような定義は、障害の内容そのものではなく、対象となる人の治療や支援内容に踏み込んでいるのです。

ここで確認しておかなければならないのは、厚生労働省が高次脳機能障害から除外した認知症はアルツハイマー病（アルツハイマー型認知症）などの進行性疾患であり、わが国でアルツハイマー病に次いで多いとされている脳卒中による認知症（脳血管型認知症）は除外されていないということです。つまり、脳卒中が原因で起きる認知症ならば、厚生労働省のいう高次脳機能障害の範疇《はんちゅう》に入るのです。

第二章　多様な症状を理解する

50歳の社長が脳梗塞になった

川島久雄さん（仮名）は企業の社長でした。

50歳のときに脳梗塞を発症しましたが、幸い運動麻痺は生じませんでした。しかし、左手が異常な動きをするようになったのです。ボタンをかけようとして右手がボタンに触ろうとすると、左手が右手を押さえ、妨げようとするのです。ベルトを締めるときも左手が右手を邪魔するのです。右に行こうとして右足が右前方に出ようとすると、左足が左側に行こうとしてしまい、転びそうになりました。

このような相反する手足の動きに、川島さんは当然とまどいました。自分の意思とは関係なく、左の手足が動くのです。工場で手を使う仕事は危なくてできません。次第に社長としての自信を喪失していきました。

でも、川島さんはあきらめませんでした。まず、すべての動作を右手のみで行うようにし、左手はポケットに入れたままにしたのです。食事をするときも、着替えるときも、左手はポケットに入れたまま、右手のみで行いました。川島さんは左手を使わないことで、からだの動きが混乱しないように工夫したのです。そして、危険を伴うような工場の仕事は従業員に任せ、接客のみに専念しました。すると、イライラや落ち込みがちな気分が晴れていき、次第に落ち着いてきました。

その後、左手を使うときは、必ず左手を目で確認しながらゆっくりと動かすようにしました。左手をコントロールできるように自分で訓練していったのです。発症から2年経過した頃には、左手は右手を邪魔しなくなっていました。

このような症状は、右脳と左脳をつなぐ脳梁《のうりょう》という太い線維が脳梗塞によって遮断されてしまったことが原因です。その結果、左脳で考えた「～をしよう」とする意思が右脳に伝わらず、左手がいうことをきかなかったのでしょう。

自分の意思とは異なる動きをする……。高次脳機能障害になると、このようなことが起きる場合があるのです。

高次脳機能障害の10種の症状

脳のなかには役割分担地図があり、言葉を話す場所、文字を理解する場所、大きな建物内で自分のいる位置を認識する場所、感情を抑える場所など、さまざまな場所があることが少しずつわかってきました。脳の地図に基づいて主な症状を10種取りあげて説明します。

ここに紹介する症状は、高次脳機能障害のすべてではないのですが、高次脳機能障害者のさまざまな症状の多くは、これら10種の症状が単独、あるいは複合して表れます。

①注意障害

「じっくりと仕事に集中できない」「すぐ飽きる」「気が散る」など注意を維持することができない、「料理をしながら、その合間に洗濯機を操作できない」など注意の切り替えがうまくできない障害です。たとえば、テレビを見ながらお茶を飲むといったことができません。新聞を取りに行ったついでに窓を開けるというような「○○のついでに」ということができないのです。

②失語症

「思っていることが話せない」「モノの名前が出てこない」「〝トケイ〟を〝トテイ〟と言ってしまう」「人の言っている言葉がわからない」など、言語を通じてのコミュニケーションが困難となる障害です。

③記憶障害

「昔のことは覚えているが、数時間前、数日前の出来事を覚えていられない」「新しいことが覚えられない」障害です。「朝食は目玉焼きだった」ということを覚えていません。また、「来週、Aさんと午後2時に会う」といったことが覚えられず、約束を果たせません。一方、数年以上前のことは比較的覚えています。しかし、すべてを覚えているわけでもなく、断片的だったり、印象に強かったことのみを覚えている人もいます。この違いは、脳の損傷の程度に大きく関連します。

④遂行機能障害

遂行機能とは聞きなれない言葉ですが、家事や仕事などの作業を、自分で計画を立てて手際よくこなす能力のことです。遂行機能障害になると、作業の全体を把握したうえで効率的な手順を組み立て、成し遂げることができません。たとえば、旅行の準備。夏に山へ行くとしたら、暑いなかを足もとの悪い山道を歩き、山小屋に泊まるので、靴は山歩き用にして、薄着にしよう。でも、夜は寒いかもしれないのでトレーナーも持っていこうといったように、さまざまなシーンを予想して必要なモノをカバンに詰めます。それができないのです。

⑤失行

一連の動作ができなくなる障害です。お茶を入れて飲むという動作は、①急須にお茶の葉を入れる、②お湯を急須に注ぐ、③急須から湯のみ茶わんにお茶を注ぐ、④湯のみ茶わんを口にもっていく、といった順序で成り立っています。このような一連の動作を忘れてしまう障害です。

※失行と遂行機能障害の違い

失行とは、各動作の仕方を忘れてしまうことです。家の掃除をするとき、掃除機の使い方がわからない、風呂場を掃除するときにスポンジに洗剤をしみこませてゴシゴシ洗うという方法がわからないというのが失行です。

一方、遂行機能障害は各動作はできるのですが、それらを組み合わせて、効率的に行動ができないことです。子どもが帰ってくる前に子どもの部屋の掃除をして、次にトイレの掃除を、そして夕方にお風呂の掃除をしようという計画を立てて実行することができないのです。

⑥失認

失認とは、「認識できない」ことです。見えているのに、「それが何という名前かわからない、何に使うかわからない」（視覚失認）、聞こえているのに、「それがどういう意味かわからない」（聴覚失認）、触っているのに、「それが何かわからない」（触覚失認）という症状です。

視覚失認では、櫛《くし》を見ても、それが髪をとかすものだとわからずに、歯を磨くようなしぐさをすることもあります。新聞を読んでいるように見えても、実際は理解できていない場合もあります。

聴覚失認の聞こえているのにそれがどういう意味かわからないという症状は、失語症の症状の一つである「人の話が理解できない」という症状とも重複します。

触覚失認の触っているのにそれが何かわからないというのは、ポケットから百円玉だけを取り出すことができないといった症状です。しかし、触覚失認は、日常生活では見て確認することでカバーできるので、あまり問題になることはありません。

⑦半側空間無視

この言葉も聞きなれない言葉ですが、半分の空間、つまり目の前の右側か左側を無視してしまう症状です。見えてはいるのですが、半分の空間に注意が行き届かないために気がつかず、壁にぶつかったり、目の前に並んでいるおかずの片側だけ残してしまうといった症状が表れます。通常は左側の空間を無視する例がほとんどです。

⑧半側身体失認

この症状は半側空間無視に似ていますが、空間を無視するのではなく、自分の麻痺しているからだを無視してしまうのです。麻痺している手足に注意が行き届かず、麻痺した手を肩の下に置いたまま寝ていたり、麻痺した足のみベッドから放り出されていたりといった症状が見られます。

⑨地誌的障害

全体の地形や建物のなかで、自分がどこにいるのかがわからなくなる障害です。「道がわからない、覚えられない」「迷子になる」といった症状があり、入院中、部屋から出たら自分の部屋に戻れなくなったり、いつも通っていた会社のビルのなかで迷子になったりします。

⑩行動と感情の障害

さまざまな感情面の障害が問題行動として表れるという意味で、心の障害を指しています。たとえば、怒りやすい・イライラ（易怒性）、ひきこもりがち・やる気がない（自発性の低下）、依存的（依存性）、幼稚っぽい（幼児性）、過剰なこだわり（固執傾向）などです。

脳は2階建て構造でできている

「自分の息子に『どなたですか?』と尋ねてしまう」「櫛で歯を磨こうとする」というのは、見たものが認識できないという同じ原因から起きる、同じ症状です。

同じ症状であることを知らないと、このような場面に遭遇するたびに、家族は愕然《がくぜん》とします。しかし、脳のある部位を損傷したら、こういうことが起きるかもしれないと理解するだけで、家族の気持ちは違ってきます。

たとえば、Aさんがある場所へ行こうとしています。そこへは東通りからでも、西通りからでも行けるので、どちらの道から行こうか迷っています。ところが、Aさんは目的地とは反対方向となる南通りへと突然走り出しました。家族は、「どうして、南通りなんかに行ったんだろう?」と不思議に思い、「一人で出かけたら、どこかへ行ってしまうかもしれない」と不安にかられ、Aさんを一人で外出させるのをためらうようになるかもしれません。

しかし、家族がAさんの不思議な行動を理解できたのならば、どうでしょう。どのようにしたらよいかの対策が立てられ、Aさんの外出を見守れるようになるのではないでしょうか。

不思議な行動を理解するというのは、Aさんの立場に立てるということです。それができてはじめてAさんに対するケア、効果的な支援が始まるのです。

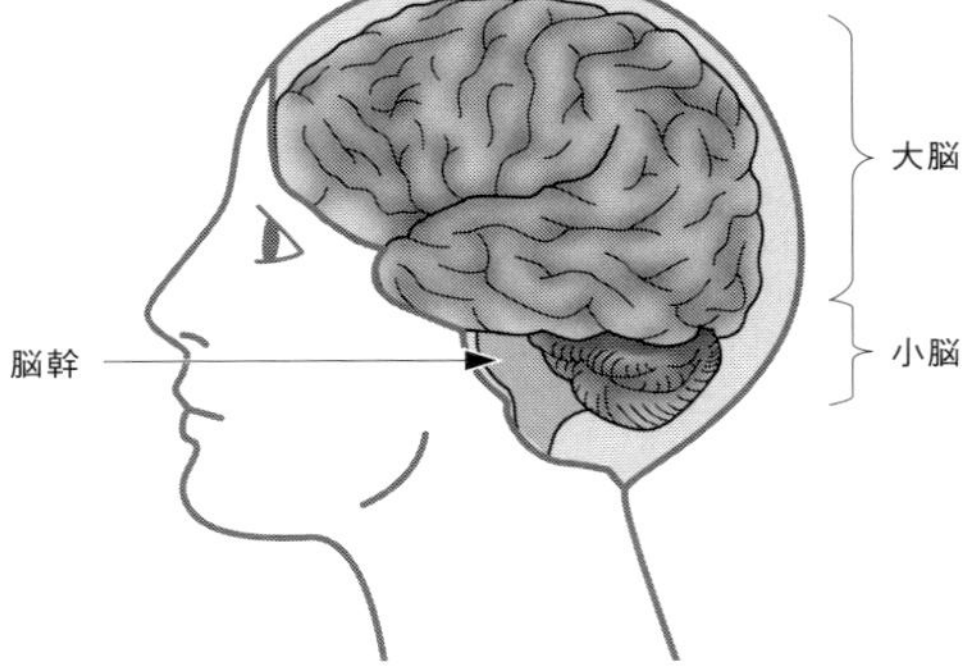

図２　脳の構造

家族や周囲の人が高次脳機能障害について理解し、その対応方法を知るためには、まず脳の基本的な仕組みを知らなくてはなりません。

図2を見てください。頭蓋骨のなかには「大脳」と、その下に「小脳」があります。そして、小脳の前面から大脳に向かって親指ほどの太さの「脳幹」があります。脳は2階の大きなリビングルーム（大脳）と、1階の小さな小部屋（小脳）から成り立っているのです。そして、1階と2階を結びつけるのが、脳幹という大黒柱なのです。

頭の後ろを触ってみてください。頭の後ろにある一番飛び出た部分がわかりますか？　小脳は、その一番飛び出た部分から下に左右1つずつあるのです。1階にある小脳は、手足がなめらかに動けるように運動の調節をしています。右の小脳が傷つくと、右の手足がなめらかに動かず、運動時

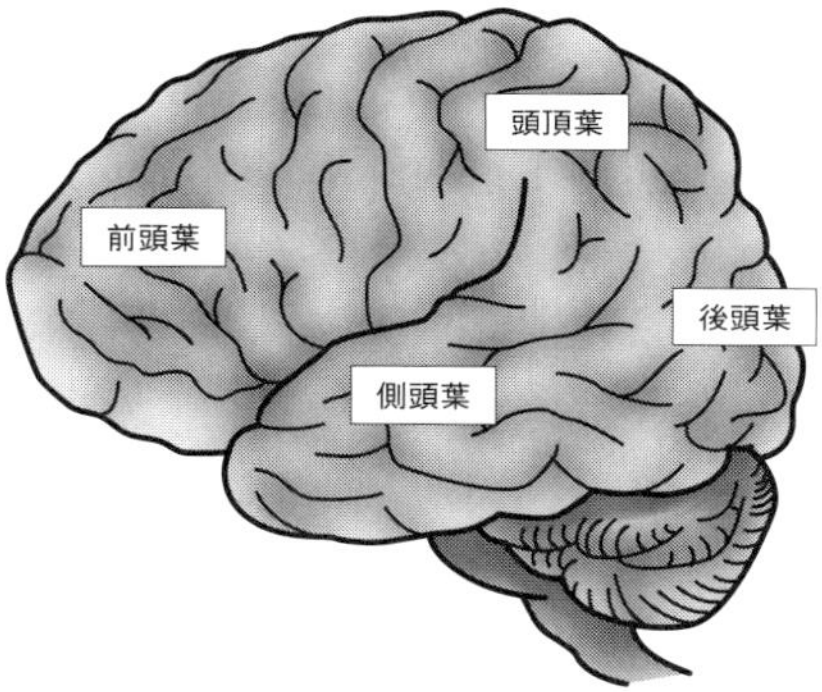

図３　大脳の４つの区画

に「震え」が表れます。左の小脳を損傷すると、左の手足に震えが生ずるのです。震えというのは、「麻痺」とは異なります。麻痺とは動かないということで、小脳の損傷では起きません。

大黒柱である脳幹は、２階の大脳が活発に働けるように大脳を刺激し、意識をはっきりと保たせる役割を果たしています。さらに呼吸や心臓を動かす司令塔が入っているのです。

大脳はその名のとおり、小脳より大きいです。大脳の前方は目のすぐ上まで、下はほお骨のところまであります。みなさんもほお骨を触ってみてください。大脳はこの位置から上にあるのです。

大脳は、４つの区画に分かれています（図3）。前側の前頭葉、横にある側頭葉、てっぺんにある頭頂葉、後ろにある後頭葉です。側頭葉には、耳からの情報（聴覚情報）が入り、それが何かを理解する働きがあります。後頭葉には目からの情報（視覚情報）が入り、それを理解する、頭頂葉には手足からの触覚情報が入り、理解する働きがあります。前頭葉は側頭葉から入った聴覚情報、後頭葉からの視覚情報、頭頂葉からの触覚情報を受けて、判断し、行動に移す働きがあるのです。この大脳が左右1つずつあり、それぞれを右大脳半球、左大脳半球といいます。内部で左右はつながっています。

2階にある大脳にはこのような働きがあるため、大脳に何らかの傷が生じたら、高次脳機能障害を引き起こしてしまうのです。

では、脳が傷ついたらどうなるのか、簡単に説明しましょう。

脳の損傷と症状の関係

【視覚失認】なぜ、ケーキに塩をかける？

前述した図2は左側の脳です。右利きの人のほとんどは、左の大脳に言葉の中枢、つまり言語を使ったコミュニケーションを受け持つ場所があります。左利きの人では、6割が左大脳に言葉の中枢があります。

大半の人は左大脳に言葉の中枢があるため、左大脳には見たり、聞いたり、触ったりしたものが、「何であるか」を言葉として表し、理解する働きがあるのです。ちょっと難しい話

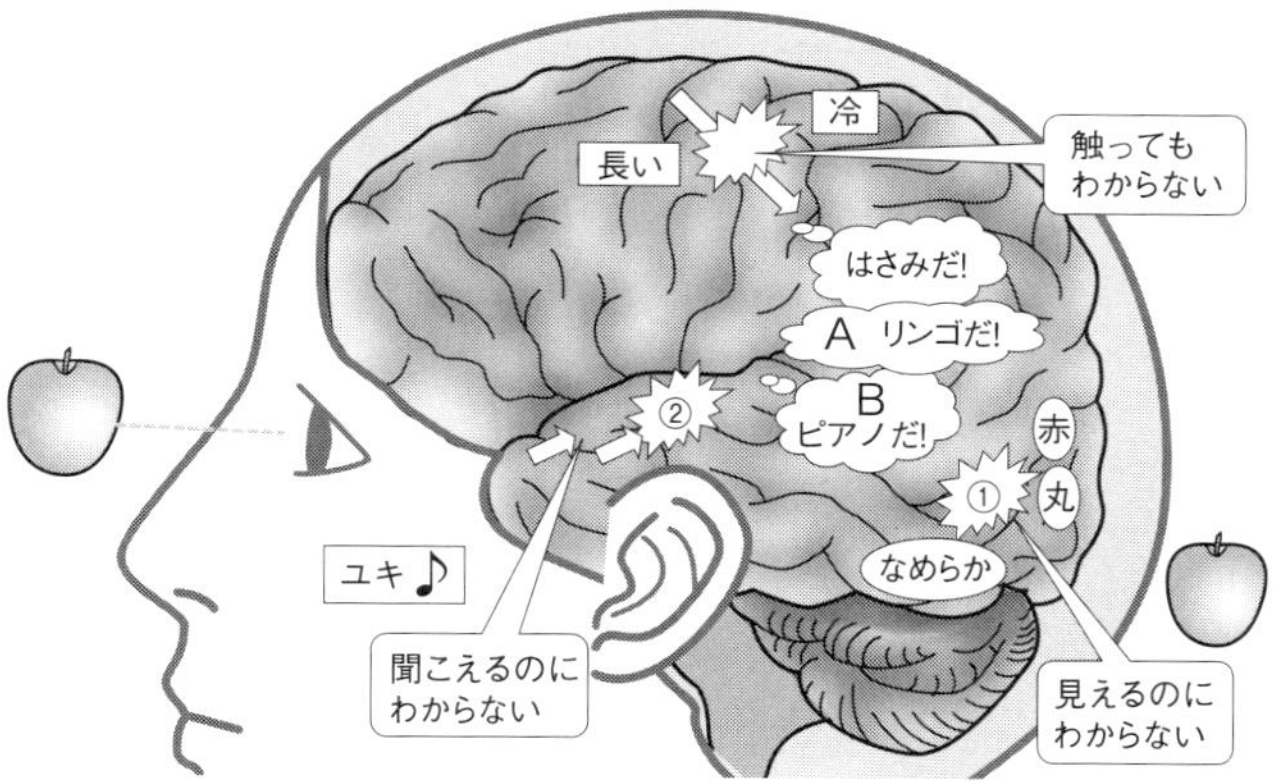

図４　見ること・聞くこと・触ることが何であるかわかる道筋

なので、もう少し具体的にその仕組みを見ていきましょう。

図４も左大脳の絵です。まずは、「見た」という情報の伝達経路です。目で見たリンゴの像は、網膜をとおったあと、脳の後ろ（後頭葉）に送られます。この段階では何か見えてはいるものの、それがどのようなもので、どのような名前なのかわかりません。その後、「赤」に反応する脳細胞、「丸」に反応する脳細胞など、リンゴの視覚的な特徴に反応する細胞が活性化し、後頭葉の数センチ前方にあるAの部分で、はじめて何を見たかが言葉となってわかるのです。この道筋は、見たものを言葉を使って、つまり「これは果物のリンゴだ」と理解する経路なのです。「言葉を使って」と断りを入れたのは、左大脳が言語に関わる場所だからです。右

大脳の後頭葉にも同じようにリンゴの画像は投影されますが、リンゴであることはわかっても、言葉にすることはできません。

では、図4のなかの①の部分が何らかの病気で傷ついたら、どのような症状が表れるでしょうか。

この経路に傷害があると、後頭葉に投影されたリンゴの映像がAの場所までいかないので、見たものを正しく理解することが困難となってしまうのです。そのために、「視覚失認」という症状が起きるのです。新聞の字を見てもわからないから、読むことができない。ケーキを見ても何なのかわからないから、塩をかけてしまう。友人の顔を見ても、友人だとわからないといったことがあるのです。

【失語症①】「雪は黒い」

「聞いた」情報は、頭のなかをどのようにたどっていくのでしょうか。

図4（45ページ参照）のように、耳から入った「ユキ」という音は、内耳をとおって、側頭葉の前方に入ります。この時点では、音声や会話の意味はわかりません。ただ音がしているだけです。

しかし、その情報が数センチ後方にあるBの場所に伝わると、聞いた音がどのような意味

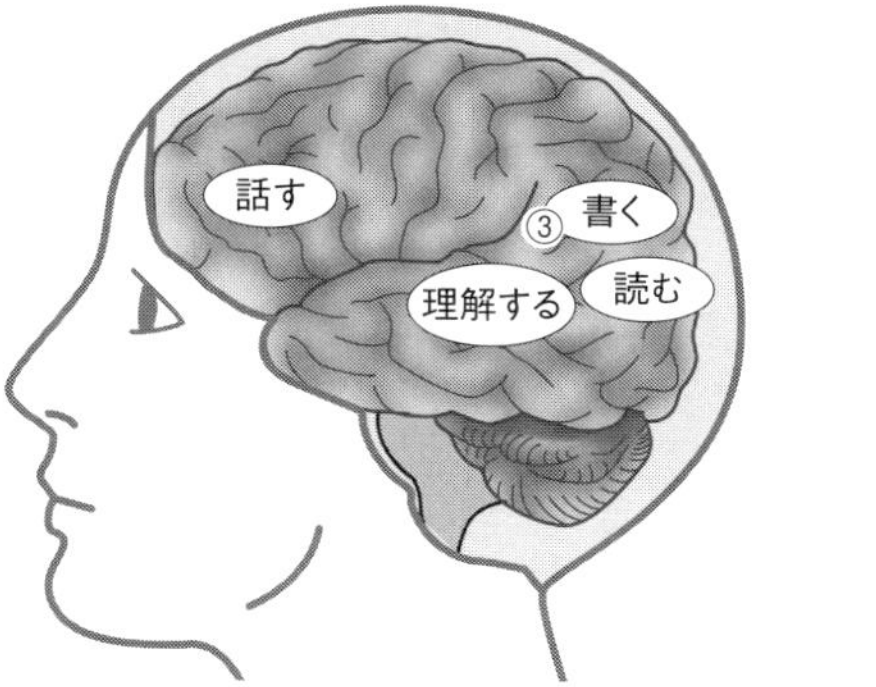

図５　言葉を話す・理解する・書く・読む部位、数字を認識する部位（③）

なのかを、過去の蓄積された知識と照らし合わせて理解するのです。この経路は音としての情報を理解する道筋です。そのため、図４の②の部分に何らかの傷があると、聞いてもわからないという症状が起きます。「雪は黒いですか？」と聞かれても、何を言っているのかわからないからうなずいてしまうことがあるのです。「今日は誰ときましたか？」の質問に、「そうです、いい天気ですね」と答えてしまうのです。この症状は、失語症の一種である「感覚性失語」で、理解することの困難な障害です。

【失語症②】　理解できてもうまく話せない

図５に言葉を話す、理解する、書く、読むときに、それぞれ必要とされる脳の場所を簡単に記しました。いずれも大半の人が左の脳のなかにあります。

言葉を理解する場所は、「ユキ」と聞いて「雪」とわかる部分です。話すことを担当する場所は、理解する場所より前方にあります。話す場所が傷害を受けると、自分が話したいことは頭に入っているものの、たとえば「オハヨウ」という言葉を発声するのに、口や喉《のど》にある筋肉をどのように収縮させていいのかがわからないのです。

脳のなかで傷害された部位がほんの少し違うだけで、同じ失語症でも症状が異なってきます。それゆえ、高次脳機能障害者一人ひとりの得手、不得手を、生活のなかで丁寧に見極めなくてはなりません。言葉の理解が主に障害されているのは「感覚性失語」、言葉の発声の仕方がわからないのは「運動性失語」、両者が障害されている場合を「全失語」と呼んでいます。

【失算】 足し算ができなくなる

「3＋4＝7」といった1桁《けた》の足し算をするとき、どのような能力が必要でしょうか。

まず、「3」の意味を知らないといけません。3とは、○が○○○（○が3つ）の状況を指していますが、「トン」という音が「トントントン」でも3です。

このように数字は、○という視覚的なものにも、トンという聴覚的なものにも共通したシンボルなので、視覚的な情報を理解する後頭葉と、聴覚的な情報を理解する側頭葉のあいだに知識として蓄えられているのです。数字についての知識、四則計算の規則は、図5（47ページ参照）の左大脳の図にある③の場所に蓄えられています。家事や買い物、仕事で数字を操作するときには、この場所が働くのです。ただし、計算のなかでも暗算やもっと複雑な計算になると、前頭葉の働きが必要になってきます。

数字がわかりにくくなる症状は「失算」という高次脳機能障害です。数字の知識が蓄えられている場所は、前述した言葉を理解する場所と近いので、失語症、とくに言葉の理解が苦手な人は、失算も合併しやすいのです。

【失行】メガネを逆さにかけてしまう

私たちの日常動作には、道具を使う機会がたくさんあります。道具は鉛筆やスプーンなどの簡単なものから、洗濯機やパソコン、自動車などの複雑なものまでさまざまです。道具の使い方は、子どもの頃から学習した知識から成り立っています。鉛筆を使いこなすには、鉛筆は何のための道具か、どのようにして使うのかを知っていなければなりません。この知識もまた、図5（47ページ参照）の③の場所におおむね蓄積されているのです。

この部分が損傷すると、日頃からよく使っていた洗濯機の使い方がわからなくなったり、メガネを上下反対にかけたりというように、モノの使い方を忘れたり、誤ったりします。

モノの使い方がわからなくなる症状を、「失行」と呼んでいます。失行は失算と同様に、失語症をもつ人に合併することが多いのです。

【半側空間無視】 左半分のおかずを残す

視力に問題があるわけではないのに、なぜか左半分のおかずをいつも食べ残してしまう人がいます。

このような人は、左側にあまり注意が行き届かず、左半分を見ようとしないのです。そのため、左にあるおかずを残したり、左側にある電柱にぶつかったり、左側の車いすのブレーキをかけ損ねたりするのです。左側の空間には注意が行き届かず、右側のみを注意するので、歩くと右側にドンドン寄っていくこともあります。

どうして、このようなことが起きてしまうのでしょうか。

左右の大脳は、目の前に広がるさまざまな景色や人物に対し、均等に注意を向けているわけではないのです。左大脳は目の前に広がる空間のうち、右空間に注意を向けます。すなわち、右側の景色や人物のみを注意しており、左側にある電柱を意識することはないのです。

一方、右大脳は左右両方の空間に注意を向ける特徴があるのです。

もし、左大脳に損傷が起きたのなら……。

左大脳が行っていた右側への注意力は減りますが、左右両方に注意を向けることができる右大脳ががんばっているので、右側への注意力はあまり減りません。

しかし、右大脳が傷ついたら……。

右大脳が受け持っていた両側の空間への注意力はなくなり、残りは、左大脳が受け持つ右側への注意力だけなので、左側へ注意を向けることはできなくなるのです。

この障害が、「半側空間無視（右大脳の障害では〝左半側空間無視〟となります）」です。

このような左右の大脳の役割分担から、半側空間無視が右側に起きることは稀《まれ》なのです。

ここで注意したいのは、視野が欠けるという症状（視野欠損）との違いです。

モノを見る神経は、大脳のなかを貫いて脳の後ろまで伸びています（45ページ・図4参照）。大脳のなかを貫いている「見る」神経のどこかが損傷すると、視野が欠けてしまいます。損傷を受けた場所により、右半分が欠けたり、左半分が欠けたり、左右両側が少しずつ欠けたりします。欠けてしまうと、その範囲は曇りガラスのように見えます。

しかし、視野が欠けた人は、自分の見る範囲が狭くなっていることを「自覚」しているので、頭を自ら動かして、欠けている視野の部分を見るように努力します。

ところが、半側空間無視は半分の空間にあるモノや人に、自分で気づくことができない障害なので、電柱にぶつかってしまう、おかずを残してしまうということがあるのです。

【地誌的障害】 いつもの道で迷子になる

繰り返しますが、右大脳には空間を全体として眺めて注意する能力、空間全体を見わたす能力があります。これは、自分のいる地域全体を意識することにも関連します。地域全体のなかで、自分はどこにいるのかの認識をもつことにつながるのです。

右大脳を損傷すると、自分はいま、広い東京のなかの、西に位置する調布市の、調布駅の南口にある○○会館の2階の○○号室にいるという地理的認識能力が希薄になります。すると、どっちに向かうと家に帰れるのかがわからなくなり、迷子になるのです。この障害の場合、地図を見る能力も低下してしまいます。迷子になるからと言って地図を持って出かけても、うまく使いこなすことができません。

ここで注意しなければならないのは、「自分のいる場所がわからない」という症状の中核は、右大脳の損傷による地誌的障害ですが、「迷子になる」のは地誌的障害ばかりではないことです。

迷子になるのは、「どの駅で降りるのかわからない」という記憶障害や、「切符の買い方がわからない」という失行や遂行機能障害、「電車を降り忘れた」という注意障害などさまざまな原因が考えられるので、何が原因かをきっちりと見極めなくてはなりません。

【着衣失行】　シャツに腕をとおせなくなる

ワイシャツの袖に腕をとおす場面を想像してください。

私たちは、その服を着たときの自分のイメージに合うように、たたんであるワイシャツを自分に向かって頭のなかで回転させて袖に腕を入れます。普段は何も考えずに着ていますが、頭のなかではこのような操作を行っているのです。

こうした能力は、右大脳が主に働いているといわれています。そのために、右大脳に損傷があると、ワイシャツの袖のどこに腕をとおすかがわからず着られない、仕方ないから簡単なセーターばかり着ているということがあるのです。

服を着ることができないという障害を、「着衣失行」と呼びます。この障害がある人は、立体感がつかめないために階段の奥行きがつかめず、階段の上り下りを怖がったりすることもあります。机上での作業場面で、積み木を模範どおりに組み立てるのをイヤがったり、立体感のある絵を描くのが苦手だったりもします。

【記憶障害①】　昨日のことを覚えていない

側頭葉の働きの一つに「記憶」があります。私たちが日々の生活で絶やすことのできない記憶について見てみましょう。

子どもの頃を追想する数十年前の記憶、先週どこへ遊びに行ったかなと振り返る数日前の記憶、駅で運賃表を確認して切符販売機にお金を入れるまでの数秒間の記憶など、記憶にはさまざまな種類があります。

高次脳機能障害で問題になりやすい記憶は、「数週間前、数日前、数時間前、数分前」の記憶でしょう。数十年単位の昔のことはむしろ覚えていることが多く、2〜3秒前のことも覚えていることが多いでしょう。

たとえば旅行で楽しい時間を過ごしたとしましょう。初めて会った人との会話、その人の笑顔、何を食べたかなどさまざまな出来事は、注意力をかき立てながら頭のなかに入っていきます。このとき前頭葉が活発に働き、記憶はそのまま側頭葉の奥深い部分にある「海馬《かいば》」に移っていくと考えられています。

ここでの海馬は「記憶の入り口」を意味します。海馬に損傷があると、記憶を貯蔵する入り口が塞がれていることになり、新しい出来事が記憶できないのです。

ある病気で左右の海馬をいっさい切除した人がいましたが、その研究報告によると、その人は手術が行われる2〜3年前の記憶をまったく思い出すことができませんでした。しかし、それよりももっと以前のことは思い出すことができたのです。

この事実から、近い記憶（この場合、手術の2～3年前の記憶）を思い出すことに関しては、海馬は「記憶の出口」としての役割があることがわかります。海馬が記憶の出口としての働きができないために、近い記憶が思い出せないのです。一方、それ以前の古い記憶となると、海馬がなくても思い出すことができることから、もはや海馬は記憶の出口としての働きはしていないのです。

前頭葉をとおして海馬に一時的に貯蔵された記憶は、何度も何度も繰り返し話題に取り上げたり、思い出したりするうちに、広い大脳半球にしっかりと固定されていくのです。何度も何度も繰り返すという過程は、勉強での「反復学習」に相当します。そして、しっかりと大脳のなかに固定されるには、数年から数十年を要するのです。時間をかけて大脳に固定された記憶は、もはや記憶の出口である海馬をとおらなくても思い出すことができるのです。しかし、大脳に固定されていない最近の記憶は、海馬をとおさないと十分に思い出すことができません。

記憶障害がある人が、事故や病気になる数週間、数日前のことを思い出せないのは、海馬が記憶の出口としての働きをしていないからです。

でも、すでに大脳に固定されてしまった数年、数十年前の記憶は思い出すことができるのです。

【記憶障害②】からだは覚えているが……

「昔とった杵づか」というのは、若い頃に学んだ技術がからだにしみこんで、年をとっても忘れていないことです。「からだにしみこむ」というのも一種の記憶ですが、これは「いつ、何をした、何を食べた」というような言葉で表せるような記憶ではありません。絵を描いたり、工作をしたり、歌を歌ったり、スポーツをしたりといったことは、からだをどのように動かすかという運動技能の記憶なのです。

運動技能の記憶は、小脳が主に役割を担っています。小脳には、練習するたびに動きをよりなめらかにする働きがあるのです。つまり、海馬は運動技能の記憶には一切関与していないのです。海馬が損傷しているために、テニスの練習をした事実を覚えていなくとも、練習によりテニスの腕前が上がっていることがあるのです。

このようなことから、仮に高次脳機能障害で記憶が苦手になってしまっても、からだを使った学習なら記憶できる、何かを習得することができることがわかります。

【前頭葉障害①】約束を忘れてしまう

「明日、午後7時に新宿で会おう」というような記憶は、未来に向けての記憶なので、「展望的記憶」と呼ばれています。

待ち合わせができるには、約束をしたという事実を記憶するために、海馬の働きが必要です。しかし、事実を覚えているだけでは約束は果たせません。明日の午後6時頃になったら、今日した約束を思い出さなければならないのです。未来の適切な時刻にその記憶を思い起こす働きをするのは、前頭葉の仕事なのです。

毎日の生活を振り返ってみると、随所に展望的記憶が使われていることに気づきます。お湯が沸いたら火を止める、夕方に洗濯物を取り込む、仕事が終わったら電話をかける……。日常生活を自発的に営むには、過去の記憶を掘り起こすことも大切ですが、未来に向けて記憶を維持しながら適切に利用するということも、とても大切なのです。

高次脳機能障害者のなかには、「何時に家を出る」と決めて準備をしているのに、いざとなると、その時間に出られない人がたくさんいます。時間どおりに家を出られない原因の一つには、この未来に向けての記憶が維持できないことがあげられます。

しかし、時間どおりに家を出られないのは、記憶障害だけの問題ではありません。注意障害が関与しているかもしれません。なぜなら、何かに集中していると、それだけに夢中となり、注意をほかに配分できないため、出かける準備が一向に進まないということがあるからです。

また、時間感覚が変わり、1時間がとても短く感じるようになってしまったからかもしれません。逆に、1時間が、健常者の数倍長く感じるようになる人もいます。ほかにも自発性や意欲の低下が背景にあって、誰かに指示されないと準備ができないケースもあり、原因を一つに特定するのは難しいです。

【前頭葉障害②】後出し負けじゃんけんができない

前頭葉の損傷によって見られるさまざまな症状は、その後方の側頭葉や頭頂葉、後頭葉と異なり、左右の両側が損傷されると強く表れますが、片側のみだと顕著な症状は表れにくいようです。仮に、脳腫瘍が発見され、治療のために右側の前頭葉をまるごと摘出したとしても、大きな障害が表れることはあまりないのです。しかし、前頭葉が何らかの病気で、左右両側に傷害を受けると、さまざまな症状が出現することがあります。

A注意が持続しない、気が散りやすい

テレビを見ていても、仕事をしていても、じっくりと集中することが困難で飽きやすいことがあります。周囲の音や景色が気になって気が散りやすいこともあります。ただし、集中力の低下には、精神的に疲労しやすいことも関連しているかもしれません。

B切り替えがうまくいかない（同じことを繰り返す）

前頭葉に傷害があると、相手の手を見て即座に自分が負けるように手を出す「後出し負けじゃんけん」が困難になります。私たちは日頃からパーにはチョキ、チョキにはグーが勝つというルールにのっとって、勝つためにじゃんけんをしているので、パーが出たらそれに負けるグーを出すという反対のルールは、頭のなかにありません。これができるようになるには、新しいルールに適応しなくてはならないのです。前頭葉は新しいルール、新しい環境に適応する能力を備えているので、前頭葉が傷害されると、めまぐるしく替わるお客さんへの対応ができない、臨機応変な判断ができない、一つのことにこだわる、一つのことに集中するとほかのことが手につかないなどの症状が見られるのです。

Cやる気が乏しい

昔から外科的手術で両側の前頭葉に傷をつけると、その患者さんは手術直後から元気がなくなることが知られていました。自発的に行動することが難しくなるのです。このような事例から、前頭葉には行動を自発的に起こす「意欲」を司る働きがあるといわれてきました。したがって、両側の前頭葉への傷害は元気をなくし、ときに鬱々《うつうつ》となることがあるのです。

D相手への気遣いが乏しく、自己中心的となる

最近、前頭葉には相手の心理状態を推し量る能力があるのではないかという発表が、たくさん見られるようになりました。たとえば「ごはんを食べに行こう」と相手を誘ったときに、浮かない顔で「そうだね、食べに行こう」と答えた相手の心を推測する能力です。「Aさんがおもちゃを箱に入れた。それをBさんが見ていた。Bさんが立ち去った後、Aさんはおもちゃをかごに入れ替えた。さて、戻ってきたBさんがおもちゃを探すとき、箱とかごのどちらから探すか」という問題について、前頭葉に傷害がある人は、「かご」と答えてしまうのです。席を外していたBさんの立場に立って考えられないのです。

こうした能力も前頭葉の働きであり、その部分が損なわれると、他人には相手への気遣いのなさ、思いやりのなさとして映るのです。

E自分自身のことがわからない

前頭葉には自分自身のことを自覚する働きがあります。人には、「自分はイライラしがちな性格だ」「病気をしてから気分が落ち込みがちだ」「自分は後遺症が残ったが、家族にとって大切な存在だ」などと、自分を客観的に評価する視点があります。前頭葉に傷害がある

と、いまの自分の能力を適切に評価できなくなり、「オレは事故前と変わっていない、何でもできる」と過大評価する傾向が強いようです。実際にはできないのに自分ではできると思っているため、社会復帰する際、もっとも問題となります。

これらの症状以外にも、整理整頓ができない、身だしなみを気にしなくなる、衝動的な行動に出やすいなどの症状があります。これらは前頭葉症状といわれ、前頭葉の損傷で見られることが多いのです。しかし、前頭葉のある特定の場所が傷つくと、こうした症状が必ず出現するというわけではありません。これらの症状は非常に曖昧《あいまい》で、個人差が大きいのです。

【前頭葉障害③】キレやすくなる

脳の病気やケガをきっかけに怒りっぽくなった、暴力をふるうようになった、暴言が目立つようになったといった荒々しい行動が表れることがあります。このような行動は衝動的な場合が多く、常に怒っているわけではないのが特徴です。しかし、この問題に対し、家族や周囲の人の心労は相当なものです。

前頭葉の底面には、喜怒哀楽の感情や性衝動を始めとするさまざまな欲求に対し、現在の状況を判断したうえで、抑制を加える働きがあるといわれていました。「おしゃべりしたいけれど、図書館だから静かにしていよう」とか、「嫌いでも殴ってはいけない」といった抑制機能です。そのため、前頭葉の底面が損傷してしまったら抑制がきかなくなり、暴力や暴言という行動をとってしまう可能性があるのです。

しかし、ここで注意しなければならないことがあります。前頭葉の底面に損傷を受けた誰もが、荒々しい行動を起こすわけではないのです。

怒りっぽくなるのは病変が原因というよりも、むしろ障害者のおかれた環境や自分の障害に対する精神的な反応が原因ではないかという考えがあります。健康だったときとはまったく違ってしまった人間関係や社会的な待遇、思うようにならないという怒りや焦り……、自分の変化や環境の変化が怒りの感情となり、暴力や暴言に至るのではないでしょうか。

私が前頭葉に傷害のある多くの高次脳機能障害者と触れ合うなかで体験したことは、たしかに感情をあらわにしやすい人はいるけれども、暴力、暴言までに至る困った行動は、よい環境が整うとともに次第に消えていくという事実でした。

「よい環境」とは、「本人が納得できる環境」という意味です。

環境を整えるには、周囲の理解と支持的な対応とともに、本人の気持ちの整理も必須の条件となります。怒りっぽいのは脳の傷に原因があるかもしれませんが、それ以上に障害者の周囲の不快な環境や障害者が感じる無力感、不安感の影響が大きいのではないでしょうか。

だからこそ、時間をかけ、環境を整えることで、このような行動は消えていくのだと思います。

【遂行機能障害】 情報が整理できなくなる

「要領よく」とは、さまざまな情報を総合して、もっともムダがなく、効率的に成し遂げる手際よさのことです。「夕方の忙しい時間帯に、魚屋と肉屋と図書館に行きたいけれど、図書館の閉館時間が迫っている。でも、魚屋にも早く行かないといいものが買えない。子どもはそろそろ帰ってくる！」という切羽つまった状況のとき、どのような順序で、どのように対処していくことが最良なのでしょうか。

魚屋は電話で誰かにお願いをしたらいいのか、それとも真っ先に行くべきか？

図書館は明日でもいいのか？

いくつかの方法を、適切に取捨選択していく能力が必要です。たくさんの情報を総合して最適な方法と手順をつくり出し、実行する能力は、「遂行機能」といわれており、大脳のなかの一番前にある前頭葉が発揮します。遂行機能はさまざまな高次脳機能のなかで、もっとも高度な能力といえます。

目の前に売られているスイカを前に、「これは新鮮かな、おいしいかな」と〝見て判断する〟のは後頭葉が担っています。叩いてみて、おいしさを〝音から判断する〟のは側頭葉が、触ってみて、みずみずしさや新鮮さを〝触感から判断する〟のは頭頂葉が担っています。さらに、すべての情報をまとめ、おいしいかどうか、値段が高いかどうか、買うか買わないかを判断するのは前頭葉の役割です。

〝見て判断する〟〝音から判断する〟〝触感から判断する〟という能力も高次脳機能ですが、さらに、これらの情報をすべて総合して〝買って帰る〟という行動を実行するかどうか判断するのも、遂行機能という高次脳機能なのです。遂行機能とは、あらゆる高次脳機能を使って情報を処理し、そのうえで成り立つ能力なのです。

入浴時間が普段の倍になった

入浴時間が2～3時間と長い人がいます。そうなると家族は心配で眠れません。そんなに長い時間、何をしているのかといえば……。じっと浴槽に浸かっている人もいれば、何度も髪を洗っている人もいます。

なぜ、こうなってしまうのでしょうか。

原因は一つだけではありません。いくつかの要素が複合している可能性があります。

①ついさっき髪を洗ったことを忘れ（記憶障害）、また洗い出してしまうためかもしれま

せん。これは、海馬の問題です。

②ボーッとして注意が散漫（注意障害）だから、洗ったことが記憶されない場合もあります。これは、前頭葉の問題です。

③徹底的にきれいにしないと気がすまないという、過剰なこだわり（固執傾向）がある場合もあります。このようなこだわりは、生活上すべての場面で見られるわけではなく、からだを清潔にしたいとか、おかずは必ず左に置くなどの特定のシーンで見られます。やはり、前頭葉の傷害が考えられます。

④入浴中にするいくつかの動作が計画立っていないことがあります。湯船に浸かったら、次に頭、顔、足などを洗うという一連の計画的な順序動作が行えないのです。これは遂行機能障害で、前頭葉の損傷が原因です。

⑤時間の感覚が違ってしまっている可能性もあります。通常はお風呂に入って時間がどのくらい経過したかがおおよそわかりますが、脳の損傷（とくに前頭葉の損傷）で時間感覚が変化し、30分を10分程度にしか感じないことがあります。

分類できないほど多様な症状

高次脳機能障害の主な症状を列挙しましたが、そのほかにもさまざまな症状があります。

①字が書けない、読めない

失語症の一つの症状です。字は読めるけれど書くことができない、ひらがなはわからないけれど、漢字ならわかるなど、さまざまな人がいます。

②同じ言葉を繰り返す

失語症の病巣があきらかになるきっかけとなったフランスの患者さんは、いつも「タン、タン」という言葉を繰り返していたそうですが、さまざまな原因で同じ単語を反復する現象が生じます。脳の特定の部位の損傷それ自身が原因である場合が多いです。

③左手が勝手に動く

一連の動作の手順を忘れる症状を失行といいますが、この手順が左手のみに伝わらない場合、このような症状が見られます。

④めそめそと泣く、よく笑う

脳が損傷すると、喜びや悲しみなどの感情が表情に表れやすくなることがあります。これを「情動失禁」といいます。私たちが常に抱く喜怒哀楽の感情が、脳の損傷によって抑えきれなくなった結果だと考えられています。逆に、感情表現が乏しくなる人もいます。

運動障害とどう違うのか

運動障害は基本的には高次脳機能障害ではありませんが、計画的に行動ができないなどの遂行機能障害や行動の手順を忘れるなどの失行は、一見、運動障害ともとらえられがちです。そこで運動障害について、少し説明しましょう。

手を握るという動作を例にしましょう。

「握る」という動作は、五本の指をそれぞれ曲げることです。それぞれの筋肉を収縮させる動きは、脳の運動神経が命令しています。この神経が損傷されると握る力が入らなくなり、「運動麻痺」となります。さらに、手を握るときは指を曲げる筋肉と伸ばす筋肉がうまく協調しないとなりません。曲げようとする筋肉が働いているときは、伸ばそうとする筋肉は休んでいなければ、指が震えてしまいます。

指が震えてしまう症状は、筋肉のバランスがうまくとれないのが原因で、「失調」という運動障害です。運動麻痺も失調も運動障害であり、高次脳機能障害ではありません。

しかし、「コップを握るはずなのに、誤ってスプーンを握ってしまった」というケースはどうでしょう?

対象物を間違えてしまう場合は、運動障害ではありません。見ているものを認識できない「失認」という高次脳機能障害です。

また、急須にお茶の葉を入れて、お湯を注ぐという一連の手順を迷うのは、「失行」という高次脳機能障害です。

さらに、お客さんが1時間後にくるから、いまから30分後にお湯を沸かそう、お菓子も用意しようと計画を立て、実際に行動に移すということができないのは、「遂行機能障害」という高次脳機能障害なのです。

高次脳機能障害と似た症状

高次脳機能障害なのだろうかと迷う症状がたくさんあります。ここでは、高次脳機能障害かどうか、判断しにくい症状について取り上げてみましょう。

①ひきこもりがちとなり、歩くとふらつく

ひきこもりがちとなるのは、何らかの「行動と感情の障害」があるのかもしれません。しかし、歩行時のふらつきは、からだの障害なので高次脳機能障害の範疇には入りません。

②会社に復帰できず、不眠症状がある

不安感や焦りなどの精神状態が背景にあるケースが多いです。不眠症状そのものは病的状態とは断定できないので、高次脳機能障害とはいえないでしょう。

③交通事故後、味覚を感じなくなった

とくに交通事故などで脳を損傷すると、嗅覚や味覚が低下してしまうことがときどきあります。なかでも嗅覚を司る神経は障害を受けやすいのですが、これは感覚神経の障害であり、知的な障害や心の障害ではありません。しかし、障害が残ったことに対する心の反応（精神反応）としてこのような症状が見られる可能性もあるので、詳しい検査が必要となるでしょう。

④原因は見当たらないが、よく怒る

高次脳機能障害は、基本的に脳に何らかの病気が発症した、あるいは脳が傷ついた結果生じるものです。

前述した主な高次脳機能障害の症状のなかの「行動と感情の障害」には、「怒りやすい」

という症状がありますが、怒りやすくなるような脳の病巣があると診断されなければ、高次脳機能障害の範疇には入りません。つまり、脳の病気やケガをしていないのならば、高次脳機能障害とはいえません。もし、病院で頭部の画像検査（ＣＴやＭＲＩなど）で、怒りやすいと考えられる症状を説明できる病巣が見つかれば、高次脳機能障害といえる可能性があります。暴力、暴言も感情の興奮という意味では、この怒りやすいという症状と似ています。

⑤左手が思うように動かない

脳の病気やケガの後では、片側の手足の麻痺がよく表れます。しかし、手足の麻痺そのものは運動障害なので、高次脳機能障害ではありません。

⑥手が震えるようになった

病気や事故の後、しばらくしてからこのような症状が表れることがあります。心筋梗塞や心肺停止後、脳に酸素が十分に供給されずに低酸素脳症になってしまった人のなかに、運動をすると手が震える、話をすると言葉がぶるぶると震える、座っているときは何の症状もないのに、立つと肩や背中の筋肉が震えるといった症状が見られることがあります。

これは、運動障害の一つで「ランス・アダムス症候群」という障害です。高次脳機能障害

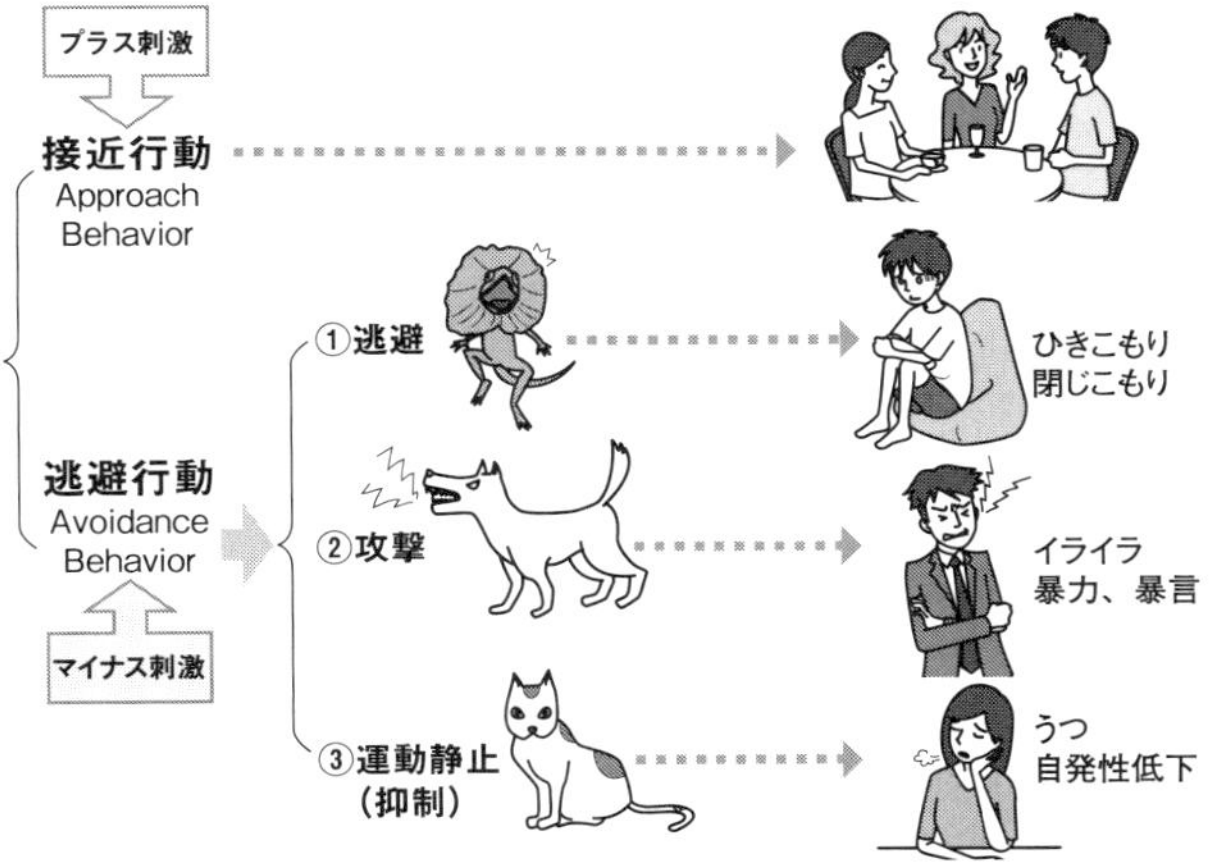

図6　生存のための生物の基本行動

とはいえません。

このような症状が表れたのなら、適切な診断のもとで薬剤の服用や生活指導を行わなくてはなりません。しかし、強い不安や緊張状態が原因による手の震えだとしたら、高次脳機能障害の範疇に入るかもしれません。この場合は、なぜ不安を抱くのか、なぜ緊張状態に陥るのか、心の問題にアプローチしなければなりません。

悪い刺激が問題行動を引き起こす

ひきこもりやうつなどの情緒の問題、暴力、暴言などの行動の障害を理解するときに、他の生物の行動パターンが参考になることがあります（図6）。

どのような生物でも、生存のためにプラス

になる刺激、たとえばおいしい食べ物やくつろげる場所には接近していきます。ところが、マイナスになる刺激、たとえば危険な敵がいたり、イヤな臭いがしたら逃避行動をとります。

逃避行動には、①エリマキトカゲのように逃げていくパターン（逃避）、②犬のようにワンワンと吼《ほ》えて敵を威嚇《いかく》して危険を回避しようとするパターン（攻撃）、③ネコのように見つめられると全身が固まってしまうパターン（運動静止、抑制）があるようです。

この3つのパターンをヒトにおきかえてみると、①の逃避は、ひきこもりや閉じこもりに、②の攻撃はイライラや暴力、暴言に、③の運動静止や抑制は、うつや自発性の低下につながると考えられます。

実際は、これほど単純ではありませんが、その人にとってマイナスとなる刺激がこのような情緒や行動の問題を引き起こしている、あるいは増幅している可能性が十分にあるのです。

第三章　入院中に家族ができること

下校途中に車にはねられた

藤川達也さん（仮名・当時小学校3年生）は、小学校の帰り道の横断歩道で自動車にはね飛ばされ、昏睡状態に陥りました。

救急病院に運ばれ、急性硬膜下血腫《こうまくかけつしゅ》と診断され、緊急手術となりました。術後10日で両親を目で追えるようになり、早速、自分で寝返りや起き上がりができるようにと、リハビリテーションが開始され、受傷1ヵ月後、頭蓋骨をもとに戻す手術が行われました。

その後、藤川さんは自分で立てるようになりましたが、一人では歩けませんでした。トイレも一人では無理だったので、毎日おむつをつけていました。自分の名前は何とか言えましたが、そのほかの言葉は話せないまま半年後、藤川さんは車いすでリハビリテーション病院に転院となったのです。リハビリテーション病院には半年間入院し、訓練の結果、歩けるようになり、歯磨きや洗面、着替えなども簡単な声かけでできるようになりました。

リハビリテーション病院の退院が近くなったとき、私たち医療スタッフは両親とともに学校へ、藤川さんの事情を説明しに行きました。藤川さんには脳に障害があるため、登下校には母親が付き添いたい、集中力を欠いているがリハビリテーションの意味で授業を受けさせたいという希望のほか、知能と記憶力が低下している、速く走れないうえにときどきふらついてしまうなどの症状を口頭と文書で伝え、さらに、1ヵ月後に学校の先生と、藤川さんの授業態度や今後の対応について話し合いを持つことの了解を求めました。

学校側との打ち合わせは、その後も続けました。しばらくすると、藤川さんは授業を一日中きちんと座って受けられるようになり、登下校での付き添いも不要になるほど回復していきました。

ところが、友だちと遊ぶ機会は減ってしまいました。藤川さんは友だちと上手に会話ができないのです。話しかけられてもうまく答えられないので、自然に友だちが減ってしまったのです。母親が気遣って友だちを家に呼んでも、以前のように一緒に遊ぶことはなくなりました。

藤川さんは中学、高校へと進学しましたが、友だちとの交流はほとんどなかったようです。18歳になり、働きたいという希望があり、リハビリテーション病院で就労能力評価を受けたのですが、次のような結果でした。

①単純作業は可能だが、複雑な情報を総合的にまとめ、判断する能力に欠ける
②記憶力はやや低下しているが、繰り返しの学習で習得可能
③自己の能力の低下に気づいていない
④自分の考えを人に伝えることが難しい

藤川さんはハローワーク（公共職業安定所）をとおして、ある職場で働き始めましたが、仕事先の同僚に「仕事が遅い」となじられ、約半年でやめてしまいました。

現状をどうにかしたいと願った両親は、藤川さんに患者・家族会の活動に参加することを勧めたのですが、「僕には必要ない」と受け入れませんでした。藤川さんは一般の人と同じように働きたいという希望が強く、現在、アルバイトを探してはチャレンジを続けています。

藤川さんについては、対人関係を磨く小学校から高校までの大切な時期を快活に過ごせなかったことが、現在につながる一つの問題だったのではないかと思います。そして、能力が低下していることは、誰が説明しても自覚できませんでした。藤川さんの場合、私はアルバイトなどをとおして、自分から能力の低下に「気づく」ことが大切なのではないかと思います。

急性期に家族が知るべきこと

藤川さんが救急病院に運び込まれた急性期、家族は毎日、ベッドサイドに寄り添いました。この時期、家族が知っておくこと、できることは、どのようなことでしょうか。

急性期は、もともとの病気がさらに悪化する可能性があるので、むやみにリハビリテーシヨンを進めることはできません。「悪化する」とは、さらに麻痺が重くなったり、意識が再びなくなったり、言葉が出なくなったり、言葉の理解が悪くなったりといった神経症状が、一度よくなったにもかかわらず、新たに表れることです。

そこで、高次脳機能障害を引き起こす主な疾患の概略と、注意点を確認しましょう。

①脳梗塞《のうこうそく》

大脳に酸素と栄養（ブドウ糖）を供給している血液の通り道である脳血管が詰まってしまう病気です。血管が詰まることを「閉塞《へいそく》」といいます。

心臓から脳に向かう5㎜ほどの太い血管は左右にそれぞれ2本あり、これらの血管は頭蓋骨のなかに入ってくると、さらに枝分かれして網の目のように大脳や脳幹、小脳へと広がっていきますので、詰まった血管によって、生じる障害も多様となるのです。

5㎜ほどの太い血管はいわゆる本幹であり、その行き着くところは大脳の表面（皮質《ひしつ》）で高次脳機能を司っている細胞がたくさんある箇所です。この太い血管は皮質まで血液を供給しているので「皮質枝《ひしつし》」と呼ばれており、皮質枝の閉塞は何らかの高次脳機能障害をもたらすことになります。

皮質枝の閉塞では、血流が途絶えてしまった脳の部位が広いので、入院後、脳はしばらく腫《は》れています（脳浮腫《のうふしゅ》）。この腫れが症状をさらに悪くすることがあるので、病院では腫れを最小限にするような薬剤を使います。稀に閉塞が進行することがあるので、本格的なリハビリテーションは症状の落ち着く2～3週間後から始まります。

一方、皮質枝から枝分かれした細い血管は、「穿通枝《せんつうし》（脳のなかに細く入り込んでいる枝という意味）」といい、穿通枝の閉塞では、脳が受けた傷害の範囲が小さいために高次脳機能障害は軽く、将来的な見込みもよいと考えられます。

幸いにして穿通枝の閉塞だった場合は、再度閉塞することはほとんどないので、リハビリテーションが2～3日後には開始できます。しかし、脳梗塞は血流の低下がもともとの原因なので、急に起き上がると血圧が低下しすぎることがあるため注意しなければなりません。

脳梗塞の場合、閉塞してしまった血管が皮質枝なのか、穿通枝なのかをきちんと区別することは、何種類の高次脳機能障害を併せ持つか、各症状の程度、将来的にどのくらいよくなるのかを推し量るうえで重要な要素になるのです。

②脳出血

脳出血は、血管の弱い部分から脳の内部に出血が起きる病気です。長年の動脈硬化や高血圧が原因なので、「高血圧性脳出血」ともいいます。

出血は脳のなかで血のかたまり（血腫）となり、それが大きい場合、高次脳機能を営む細胞群やその細胞群同士をつなぐ線維群を圧迫し、高次脳機能障害をもたらすのです。

脳出血の場合も、出血した箇所、血腫の大きさによって、表れる高次脳機能障害は多様となります。直径２㎝程度であれば、高次脳機能障害が見られたとしても症状は軽く、よくなるのも早いでしょう。一方、生命を脅《おびや》かすほどの大きな血腫だったならば、高次脳機能障害も重くなり、日常生活への影響は大きくなります。

脳出血では、入院後さらにその出血が拡大する場合が、ときにあります。その場合、通常は発症後24時間以内に起き、それ以後の再出血の可能性は低くなります。したがって、血圧の管理がとても大切になります。

③くも膜下出血

くも膜下出血は、大脳に栄養を運ぶ血管の付け根に５㎜ほどの瘤《こぶ》（脳動脈瘤《のうどうみゃくりゅう》）ができ、それがある日突然、「経験したことのない激しい頭痛」となって発症するものです。この瘤は脳とその周りを包む「くも膜」という膜のあいだにできます。したがってその破裂による出血はくも膜の下で起きることから、くも膜下出血といっています。

瘤はたいていが大脳の底面にできるので、出血も大脳の底面で起こりやすいという特徴があり、そのために記憶障害や行動障害を引き起こすことが多いのです。この点は、脳梗塞や脳出血と大きく異なります。

くも膜下出血によって、どの程度脳にダメージがもたらされたかを推測する一つの目安は、発症時の意識障害（意識不明）の程度だといわれています。発症時、「頭が痛いんだけど」と言って意識障害がなく病院を訪れ、脳動脈瘤が発見され、そのまま手術となり、術後の回復も良好ならば、高次脳機能障害が残ったとしても軽度でしょう。しかし、昏睡状態となってしまったのならば、高次脳機能障害は重くなってしまう人が多いといえます。

脳外傷でもくも膜下出血は起きるのですが、この場合は「外傷性くも膜下出血」といって、脳動脈瘤の破裂によるくも膜下出血とは区別しています。

くも膜下出血では、破裂した脳動脈瘤でも病院に到着する時点では出血は止まっていることが多いのですが、いつでも再出血する可能性があります。もし、再出血が起きたら致死的となるので、病院では血圧を下げる努力をします。脳動脈瘤に対し外科的なクリッピング術や血管内手術で処置がうまく終われば、再出血の危険はなくなるのでリハビリテーションが始まります。

しかし、その後も（発症しておよそ4～14日間）脳血管が細くなるという脳血管攣縮《れんしゅく》が起きるケースがあるので、本人への行動観察は欠かせません。もし、脳血管攣縮が起き、脳への血液供給が悪くなると、手足が動かない、歩けないなどの運動麻痺、しびれなどの感覚障害、言葉が思うように話せない、理解できないなどの失語症や、そのほかの高次脳機能障害、呼んでも目が開かないなどの意識障害、などが表れることがあります。

このような症状が表れるかどうかに、医師や看護師だけではなく、リハビリテーションを担当する理学療法士や作業療法士なども注意を払います。家族が気づくこともありますので、その場合は医師や看護師に連絡します。

④脳外傷

「頭部外傷」ともいいます。「脳外傷」は、脳への傷害という意味を強調した言葉です。

脳外傷の主な原因は、20～30代では交通事故、50歳以降では転倒・転落事故です。いずれも頭を強打したことにより脳自体が傷つき、脳内に出血が生じたり（脳挫傷《のうざしょう》や外傷性脳内血腫）、脳と頭蓋骨のあいだに生じた出血（急性硬膜下血腫や急性硬膜外血腫《こうまくがいけつしゅ》、外傷性くも膜下出血）によって脳が圧迫されたりします。その結果、意識障害や高次脳機能障害、運動障害などを引き起こします。

脳の重さは約１３００g。頭の重さは、脳と頭蓋骨や筋肉、血液などを加え、２～３kgになります。この重量をほっそりとした首が支えています。頭が電柱や道路にぶつかると、脳はどのような状態にさらされるのでしょうか。

交通事故などでからだに強い衝撃を受けると、首は重い頭を固定したまま支えることができず、頭は前後左右に大きく振られてしまいます。脳と向き合っている頭蓋骨の底面はゴツゴツしています。強い衝撃を受けて頭が大きく振られた際に、脳はそのゴツゴツした部分と触れ合ってしまうことで傷ついてしまいます。とくに頭蓋骨の前と横の部分がゴツゴツしているので、前頭葉、側頭葉は損傷しやすく、記憶障害や行動障害などの症状が表れやすくなります。

脳外傷の重さは、受傷時の意識障害の程度で推し量ることができます。

昏睡状態が2～3日以上続いたのならば、脳への衝撃は大きく、その後に生ずる脳のむくみも大きいので、さらに症状を悪化させることがあります。また、頭蓋内《ずがいない》に生じた血腫のなかには、受傷時は小さかったのに6～12時間後に拡大するケースがあります。

このように、脳外傷は受傷直後よりも症状がさらに悪化することがあるので、数週間は厳重な観察が必要となります。

しかし、受傷後に意識障害がない、あるいは脳震盪《のうしんとう》のように数時間のみで意識を取り戻す例では悪化することはほとんどありません。

⑤低酸素脳症《ていさんそのうしょう》

「低酸素脳症」は、あまり聞きなれない病気かもしれません。水に溺れたり、窒息や喘息《ぜんそく》の発作などによって呼吸が停止したり、心筋梗塞などで心臓の働きが衰えたりして、脳に一時的に酸素や血液が供給されない、あるいはその量が少なかったことが原因で発症します。

発症時に、何分ぐらい脳に血液が流れていなかったのか、脳のどの部分に血液が流れなかったのかによって、高次脳機能障害の内容、回復の速度は異なります。

脳のなかには低酸素状態に弱い場所、強い場所があります。弱い部分は、記憶を司る海馬や手足のなめらかな運動に関連している小脳、さまざまな高次脳機能を営んでいる大脳の細胞群です。

低酸素脳症も脳卒中や脳外傷と同様に、入院後の治療で意識障害をはじめ、さまざまな症状は改善していくのが一般的な経過です。しかし、徐々に回復していたと思ったら、2〜3週間から1ヵ月後頃に、「以前より話さなくなった」「麻痺が出現した」など症状が悪化するケースが稀にあります。この原因ははっきりとわかっていません。運動やリハビリテーションのしすぎによる脳疲労という意見もありますが、明確な答えはありません。

⑥脳腫瘍

「脳腫瘍」は、頭蓋骨の内部に腫瘍ができてしまう病気です。

腫瘍は、大脳・小脳など脳そのものである「脳実質《のうじつしつ》」から発生するもののほかに、脳の表面にある「髄膜《ずいまく》」という膜から発生するもの、ホルモンをつくり出す「下垂体《かすいたい》」から発生するもの、脳から出ている神経の束から発生するものなどがあります。

基本的には腫瘍の発生した場所と大きさが高次脳機能障害の内容と程度に関連しています。ただし、良性の腫瘍はゆっくりと発育するので、かなりの大きさ（5㎝程度）となって脳を圧迫していても、高次脳機能障害や運動麻痺が見られないことが多々あります。

また、脳腫瘍への治療である外科的な手術や放射線療法、ホルモン療法などが原因で、いわゆる治療の副作用として高次脳機能障害が表れることもあります。もちろん、医療者は副作用を最小限に食い止めようとして、放射線を健常部位には照射しないようにしたり、大切な言語の領域を手術で残すなどの配慮をしています。

脳腫瘍は、いつの時点で発生したかがわからないので急性期という言葉は使いませんが、手術や放射線療法などの治療が始まったときが急性期といえるでしょう。症状が悪化するのは、治療している腫瘍、あるいはその周辺の脳のむくみが正常の脳組織を圧迫したり、腫瘍がさらに増大した場合です。

一時的に起きる通過症候群

どのような疾患でも、急性期には、脳は突然の出来事により血液の循環が乱れ、不安定な状況に陥ります。脳への血液供給が急激に減ったり、血腫や腫瘍が急に脳を圧迫したりすると、当然のことながら脳は正常な高次脳機能を維持することができません。

すると、興奮したり、大声をあげたり、めそめそと泣いたり、人の話がわからなくなったり、言葉が話せなくなったり、元気なく呆然となったり、「羊が歩いている」などの幻覚が生じたり……、さまざまな症状が表れます。

このような症状は医療者側もなかなか予想することはできません。しかし、急性期の脳のむくみや血腫の圧迫はいずれ消えていきます。それに伴い症状も消えていくことが多いのです。なかには後々まで残る症状もありますが、それは脳のむくみや血腫の圧迫が原因ではないのです。損傷の結果なのです。

急性期に見られるさまざまな症状は、一時的なものと永続するものが混在します。一時的なものは、「通過症候群」といいます。どの症状が一時的なのか、永続するのかは、なかなか判別できませんが、一つひとつの症状に対し、接し方を工夫したり、生活環境を考慮したり、薬物を一時的に使用するなどして対応していきます。

からだの回復とともにすべきこと

急性期は、徐々に次のようなことを行っていきます。段階が進むにつれ、家族ができることも変わっていきます。

①からだを起こす

病気が落ち着かない時点では悪化の危険があるので、むやみにからだを起こすことはできません。急に頭を上げると、脳への血液供給が減ってしまうことがあるからです。しかし、症状が落ち着き、医師の許可がおりたら、なるべくからだを起こすのが原則です。筋力は1週間寝たきりにしておくと、20％低下するといわれています。関節も硬くなります。呼吸機能、心臓の機能も寝たきりだと低下していきます。

からだを起こす場合、ベッドを30度傾けるところから始め、数日間かけて徐々に90度までもっていきます。

起こしておく時間も、疲労度を観察しながら少しずつ長くしていきます。

②声をかけて不安を和らげる

意識障害があったとしても声をかけてください。本人は意思表示ができなくても、家族の声は届いていることがあるのです。

私は、意識障害の深さを井戸の深さにたとえます。本人は井戸の深いところにいて、私たちの「おーい」という声を聞いているかもしれません。しかし、井戸が深いために、本人の返事は家族にまで届かない。でも、意識障害が改善するにつれて井戸は浅くなっていくのです。

意識が戻った後、本人は現状をまったく把握できず混乱しています。不安の真っただ中にいるのです。家族は本人の手を握り、コミュニケーションを十分にとってあげてください。そして、時間をかけて、ゆっくりと現実を知らせ、リハビリテーションへの意欲につなげていくことが大切です。

③早期からリハビリを始める

意識がしっかりしてくると、リハビリテーションの一つとして、細かな手指の運動や歩く練習が開始されます。注意が散漫なために、パズルや日記をつけることがリハビリテーションのメニューに含まれることもあります。どのようなリハビリテーションでも急性期の危険が回避されたら、なるべく早期から開始したほうが効果があるといわれています。また、リハビリテーションは訓練室だけでやるのではなく、本人に余力があるのならばベッドサイドでも進めましょう。

リハビリテーションに意欲的でない人、訓練をイヤがる人には、どんなことでもよいので、できることから少しずつ始めます。病気になる前からの趣味や仕事内容が、もっとも違和感なく受け入れられることもあります。最初は気が乗らなくても、達成感や成功感、ほかの患者さんとの連帯感を抱くと、意欲的に参加するようになることもあります。家族も積極的にほかの患者さんとのコミュニケーションを図ってみてください。もしかしたら、本人がほかの患者さんとの連帯感をもつきっかけになるかもしれません。

④リハビリは寝返りから

具体的にリハビリテーションの内容を見ていきましょう。

急性期は、高次脳機能障害に対するリハビリテーションをする前に、基本動作をもう一度復習します。基本動作とは、寝ている姿勢から起き上がり、歩くまでのことをいいます。その動作を順を追ってできるように医療関係者・家族はサポートします。

その順序は、寝返り→起き上がり→座位（座ること）→車いすへの乗り移り→車いすの自己駆動→立ち上がり→歩行です。

このとおりに正確に練習する必要はありませんが、おおよそこの順番でからだは能力を取り戻していきます。

サポートは、ヘルプとは異なります。サポートとは、寝返りが「自分でできるように、できないところだけ手を貸す」こと。ヘルプとは、「本人は寝返りができないので助けること」です。リハビリテーション医療は、本人が自分でできるようになるように、適切な刺激を加えることであり、ヘルプではありません。

⑤排泄ができるようにする

基本動作の練習とともに、あるいはその後に日常生活動作を復習していきます。

日常生活動作とは、生きていくのに必要な最低限の活動のことで、リハビリテーションの専門職の人は、「アクティビティーズ・オブ・デイリー・リビング（Activities of Daily Living）」を略して、「ＡＤＬ」といっています。

日常生活動作には、食事動作、更衣動作（上半身と下半身の更衣）、排泄動作（排便と排尿）、整容動作（洗面・歯磨き・整髪）、入浴動作などがあります。

始めに自立しやすいのは食事動作です。これは、スプーンで食べ物を口に運ぶという基本的な動作です。ただし、食べ物をうまく飲み込めない人は、専門的な指導を受けなければなりません。一番難しいのは入浴動作です。服を脱いで浴槽に浸かる、からだと髪を洗う、風呂から出てからだを拭いた後に服を着るという動作は、かなり困難なのです。また、ＡＤＬのなかで、早々に自立してほしいのは排泄動作です。なぜなら、排泄動作は人のプライドにも関係し、介護する側にとっても大きな負担感を伴うからです。そのため、一人でトイレができるように、リハビリテーションスタッフはとくに力を入れているのです。

⑥買い物の練習

日常生活に関連する動作には、買い物、料理、洗濯、電話、金銭管理、屋外移動、交通機関の利用などがあります。日常生活動作が自立するようになった後のステップとして、訓練、サポートしていきます。ただし、男性、女性、年齢によって必要な動作は異なります。その人その人の必要性に沿って訓練しなくてはなりません。

これらの動作のうち、買い物は病院の売店でも練習できますが、日常では当然のことながら病院外で行うものなので、家族は週末の外出や外泊などを利用して試みてみましょう。料理や洗濯などを病院内の作業療法室や病棟で練習することがありますが、包丁や鍋、洗濯機など道具を使う動作は、病気の前から使っていたモノを利用したほうが身につきやすいでしょう。

事故後、手を使おうとしなかった床屋さんが、外泊時に使い慣れたハサミで家族の散髪をしたら、手がうまく動いたことがありました。自分のハサミによる散髪は、からだに染み込んでいるからこそ手がうまく動くのでしょう。からだに染み込んだ動作は、病気をしても失われにくいのです。

家族だからできる急性期のケア

思いがけない突然の病気や事故では、本人のみならず、その家族の心理的な動揺ははかりしれません。ベッドに寄り添う家族は、回復に向けてどんなことをしてあげられるでしょうか。

幸いにも生命の問題が回避され、徐々に意識が戻ってくると、本人の目や耳に、家族の顔や声が届くようになります。家族が手を握ってあげれば、家族の手の温かさを本人は感じることができるようになるでしょう。

しかし、本人に意識障害があったり、人工呼吸器が取りつけてあったり、言葉の障害があったとしたら、自分の思いや苦痛をうまく周囲に伝えることができません。仮に意識が改善したとしても、いま自分に何が起きているのか、十分に把握できません。本人はいつもと違う「大きな不安感」のなかにいるのです。

この不安感は、治療やリハビリテーションにマイナスになりかねません。

この時期に家族ができることは、五感を通じて安心感を与えてあげることです。たとえば、声をかけたり、抱きしめたりする、そして精神的な支えになることです。

声かけとは、名前を呼びかけ、「大丈夫だよ、いつもいるからね」と支持的な言葉をかけることです。重い病気で急性期を乗り越え、社会復帰をした患者さんのなかに、「あのとき、家族が毎日病院にいてくれてうれしかった、励みになった」と述懐された人がいました。

また、前述したように、稀に症状が悪化することがあるので、家族は本人の行動を丁寧に日々観察してください。

私は、本人の疲労感や心境の変化を鋭敏にとらえられるのは、やはり家族が一番ではないかと思います。医師や看護師が、家族に「今日は、ご本人の調子はどうですか?」と質問をするのも、家族の評価を大切にするからです。

家族ができることはほかにもあります。

それは、本人をよく観察し、現在の心理状態を推し量ることです。

急性期、脳は循環代謝の乱れから疲労しやすい状態になっています。そのため、「いまは静かにしたい、休みたい」と思って、さまざまな刺激をむしろイヤがる人もいます。このようなときにはテレビやラジオの音を消したり、カーテンで光を制限することも必要でしょう。一方で、「仕事が気になってしかたがない、早く復帰したい」と思っている人もいます。いまの自分の状況がわからない本人にとっては無理のないことなので、本人が納得するまで説明を繰り返すことが必要です。説明したことが覚えられないようならば、紙に書いて張っておきましょう。字がわからないようなら、絵や写真でわかりやすくするなど、書き方にも工夫をします。

さらに、本人の顔色を見ながら、適度に知的な刺激を加えていくことも大切です。けっして無理することなく、本人のいままでの好みに合う刺激を少しずつ入れていきます。たとえば、ジャズが好きだった人にはジャズを聞かせ、野球観戦が好きだった人にはそのビデオを見せます。

交通事故により昏睡状態で搬送された24歳の男性のお母様が、急性期にずっとベッドに寄り添っていたときのことを、このようにおっしゃっていました。

「息子は医師より生命の危険を告知されましたが、1ヵ月の昏睡のあとに、幸い助かりました。家族は手術などの処置で動揺しがちですが、客観的に本人を観察することが大切だと思いました。どこかで神経がつながっているかもしれないと信じ、治療に支障がない限り、家族が手足のマッサージや声かけを冷静に行いました。病院関係者は一生懸命にケアをしてくださいましたが、息子だけを見ていることはできないので、家族ができる範囲で観察し、病院関係者との連携をとることが大切だと思いました」

家族がリハビリの隙間を埋める

高次脳機能障害に対し、さまざまな訓練があります。たとえば、注意が散漫で物事に集中できない人にはドリル学習や新聞の書き写し、コンピュータゲーム、人との交流やおしゃべり、工作、音楽療法など無数にあります。言葉の問題がある人には発声練習、会話、書字、読字の練習。記憶障害がある人にはドリル学習や日記、コンピュータゲーム……。さまざまな訓練のなかから、リハビリテーションの専門職は、その人の障害に沿ったリハビリテーションを組み立てていきます。

現状では、どの方法が一番効果的なのかははっきりしていません。わかっていることは、「適切な刺激が重要」だということだけです。急性期のリハビリテーションは、

①寝返りから歩けるようになるまでの基本動作訓練
②食事や着替え、トイレが一人でできるようになる日常生活動作訓練

③余力があれば、買い物や洗濯などの日常生活関連動作訓練
④記憶障害や失語症に対する認知訓練
で構成され、これらが脳の回復を促すと考えられています。病気に対する治療と同時に、これらのリハビリテーションも並行して可能な限り展開されていきます。

しかし、理学療法士や作業療法士、言語聴覚士が、それぞれの訓練室や病棟で指導できる時間は限りがあるのです。また、リハビリテーションの専門職を十分に揃えていない急性期病院もたくさんあります。土曜日や日曜日は、まったくリハビリテーション訓練が行われない病院もあります。

そこで家族は、毎日のリハビリテーションの隙間を埋める存在であってほしいのです。

家族は寝返りの仕方、ベッドから車いすへの乗り移りの際の指導方法などをリハビリテーションの専門職から学び、ベッドサイドや病院のロビーで実践してください。認知訓練としてドリルやパソコンを一緒に楽しむのもいいでしょう。

病院は、障害者が生活するのに住みやすい環境です。床は平らでエレベータもついています。手すりもあります。障害を理解してくれるスタッフもたくさんいるので、ゆっくり話を聞いてくれます。売店の店員さんもそのことを心得ています。本人も、患者として治療を受けていればよく、料理も掃除もする必要がありません。頭を使って相手に積極的に働きかけ

ることは少ないから、高次脳機能障害があまり目立たないのです。

ところが、家庭に帰ると障害者といえども自らすることが増えてきます。病院ではしなかった料理、洗濯、買い物、パソコンなど難易度の高い作業を始める機会が出てくるでしょう。すると、できないことが目立ってくるのです。イライラ感もつのります。余裕があるのなら病院にいるうちから、本人が家庭でいつもしていることを積極的に訓練し、外出、外泊などにもチャレンジしていきましょう。

急性期治療が終了し、自宅退院の目途がついたのならば、退院まで毎週末は自宅に外泊し、本人ができないこと、できることを家族はメモし、リハビリテーションスタッフに報告して、介助方法や訓練方法を学ぶようにしてください。

ただ、家族が本人のリハビリテーションに関わると、どうしても「がんばれ、がんばれ」とせかしがちになります。すると、本人は行き詰まってしまうのです。

家族はどのように接するべきなのでしょうか。

米国の作業療法の学会が、人の24時間の営みを3つに分類しました。

一つは日常生活動作（ＡＤＬ）で、食事や更衣や排泄、整容、入浴などのことです。

もう一つは仕事です。必ずしもお金を稼ぐことが仕事とは限りません。学生であれば勉強が仕事に含まれるでしょう。家事や家族を介護することも仕事です。

最後の一つは、遊びです。

作業療法とは、この3つの営みが従来どおり円滑にできるようにサポートすることだといわれていますが、このなかでも「遊び」は、ほかの営みを行ううえで、とても大切な活動だと私は思っています。家族は入院中から人との触れ合いや遊び、外泊をとおして本人の鬱積《うっせき》する気分を少しでも晴らし、障害に対し前向きな姿勢を育てることが大切です。

入院中に暴力をふるう人

思いがけない入院生活、環境の変化により、昨日までの生活が突如できなくなり、しかもその状況を冷静に判断する能力も失ってしまったのならば、本人は精神的に混乱し、不安や錯乱状態に陥ってしまうのは当然でしょう。

このような状況のとき、ときに荒々しい言動や暴力などの行動が見られることも不思議ではありません。しかし、家族にとっては大きな悩みの種になります。

暴力や暴言が見られなくても、現状への不満から反発的にリハビリテーションを拒否する人もいます。これは脳損傷が生じたことで理性的、論理的に問題を整理する能力が減退していることに起因しているのですが、さらに、起きてしまった病気について理解ができない、あるいは現実を受け止めたくないという逃避、将来への不安感、能力の喪失感がその背景にあります。こうした暴力、暴言は、発症（受傷）して数年した時期にも見られることがありますが、急性期に表れる頻度が一番高いのです。

しかし、私はこうした行動が一時的、あるいは対応次第で軽減していく様子をたくさん見てきました。

まずは、どうしても拭いきれない本人の不安感を和らげ、将来への展望を丁寧に、何度も話すことから始めてください。そのためには、本人の不安感や暴力、暴言の原因を考えます。原因は収入の問題か、家族関係か、注射や手術などの医療行為か、リハビリテーションの内容か、周囲の不適切な言動や行為か、転倒の危険か、コミュニケーションができないことか……。もしかしたら、原因は一つではないかもしれません。家族は医療者とともに、原因を一つずつ排除、軽減するように努めます。

また、家族は医師や看護師、理学療法士や作業療法士、ソーシャルワーカーとの信頼関係を築くことも大切です。「なぜ、このような治療や訓練をするのか」「どのような効果があるのか」「治療の見込み」「今後の予定」など、疑問に思うことは質問し、十分な理解、納得のもとで、本人と医療者が一体となって治療やリハビリテーションに臨めるように手を貸してください。もちろん、医療者側が一番に努力することでもあります。

次に、暴力や暴言といった行動をとる人が、笑顔や前向きな言動、人を思いやる行動をしたときは、即座に認め、「ほめる」ことが大切です。ほめたあとは楽しい環境を設定し、外出、外泊などの「強化」を行い、望ましい行動がさらに続くように周囲は努めます。「強化」とは、よい行動ができたときに、もっとその行動が増えるように補強することです。このような対応を「行動変容療法」といいます（詳細は第四章を参照）。暴力や暴言が見られたときは、その部屋から周囲の人間が離れる、あるいは暴力をふるったり、暴言を吐《は》いた相手と引き離す（タイムアウト）、話をしないなどで対応します。暴力をふるったからといって、入院中に隔離や身体拘束を行うのは避けてください。そのようなことをしたら、患者と医療者間の距離をますますあけてしまい、信頼関係を失うだけです。

しかし、あまりにも目にあまる状況では、鎮静剤などの薬を一時的に使うのも選択肢の一つなので主治医と相談しましょう。精神的な興奮や攻撃性を示す場合、ときに抗不安剤や抗精神薬を処方すると効果がありますが、誰にでも確実に効果がある薬はありません。さらに、脳損傷者は薬の副作用が健常者よりも強く表れる場合があることを考慮し、薬は使い慣れた医師に意見を必ず求めてください。

病院を抜け出してしまう人

急性期でも身体的な障害が少なく、ふらつきながらも歩ける人がいます。歩ける人が不安感のなかにいて、しかも自分の状況をつかみきれていないと、「一刻も早く病院を出たい」と考えるのは当然の心理です。そして、自宅に戻りたくてどうしようもなくなり、病院を抜け出すのです。

私はかつて入院中に行方不明になった人を、一晩中探したことがありました。本人は裸足《はだし》で国道を歩き、翌朝自宅に戻っていました。幸いなことに大事には至りませんでしたが、大きな事故にもつながる危険があるので注意しなければなりません。

このような問題は、入院、あるいは転院した当初に起こりやすいのが特徴です。

原因は、自分がいまどこにいるのかわからないという地誌的な能力の低下や、入院に至った記憶がないという記憶障害、興奮性や衝動性などの精神状態、治療や処置に対する不安・不満、医療従事者への不満、将来への不安などが考えられます。

「家に帰りたい」という気持ちは、入院している誰もが抱く気持ちです。この気持ちが抑えられず、病院を抜け出してしまいそうな人には、病気の説明、入院の意味、リハビリテーションの効果を繰り返し説明します。それでもソワソワする人には、院内を移動するときには看護師や医療スタッフ、家族などによる付き添いをつけることを医療者側と相談しましょう。可能ならば、毎週末には自宅への外出・外泊を行うようにします。すると、本人にとって「自宅に帰る」ことが目標になります。家族にとっても、退院して自宅に帰ったときの問題点が明確化してきます。

医療者側は迷子になるような地誌的な混乱のある人に対し、しばしば巡視を行ったり、本人や家族の同意を得て、病棟の入り口・出口の制限や名札の装着、位置情報提供用発信機（GPS装置）の携帯などを考慮します。

急性期以降のリハビリテーション

急性期病院での治療ですべての症状が解消されれば一番よいのですが、脳にある程度の損傷が生ずると、その後もリハビリテーションが必要となります。

急性期病院を退院するとき、将来のことを考えると、本人も家族も大きな不安感を抱くのは当然のことです。それでは、その後、どのような病院や施設を利用して、社会に再び戻っていくのでしょうか。

急性期病院後に利用するリハビリテーション施設は、本人の年齢や障害の程度、ニーズによって異なりますが、通常リハビリテーション病院、あるいはリハビリテーション病棟に引き継がれます。この場合、病院から病院（病棟）への隙間のない連携体制が望まれます。

しかし、厚生労働省は、公的医療機関で受けることのできるリハビリテーションに日数制限を設けたので、発症あるいは受傷より数ヵ月以上経過した場合、医療機関でリハビリテーションを受けるのが困難な状況となりました。「高次脳機能障害」と診断されるとリハビリテーションの期間に制限はないはずですが、それが叶えられる医療機関は少ないでしょう。急性期後のリハビリテーションは、病院よりはむしろ福祉施設、あるいは地域の施設で継続的に行われる傾向が、今後さらに強くなっていくことでしょう。

また、リハビリテーション病院（病棟）に移ることなく、在宅生活を始める人もいます。家に戻った後、発症以前の生活に戻り、職場や学校に復帰できるといいのですが、そうでないのならば、自宅周辺でリハビリテーションが受けられる関連施設を利用しながら、社会参加の準備をしていくのがよいでしょう。そのためには、市区町村の障害福祉課や社会福祉協議会、障害者団体などから利用できる施設の情報を入手します。将来、働くことが目的ならば、各県に設置されている障害者職業能力開発校やハローワーク（公共職業安定所）、作業所、授産施設などを利用するという選択肢もあります。

さまざまなリハビリテーションをとおして、高次脳機能障害はさらに回復し、社会環境に適応していきます。

退院後はストレスに注意する

急性期病院を退院後も、継続的にリハビリテーションが進められ、社会生活にも順応して

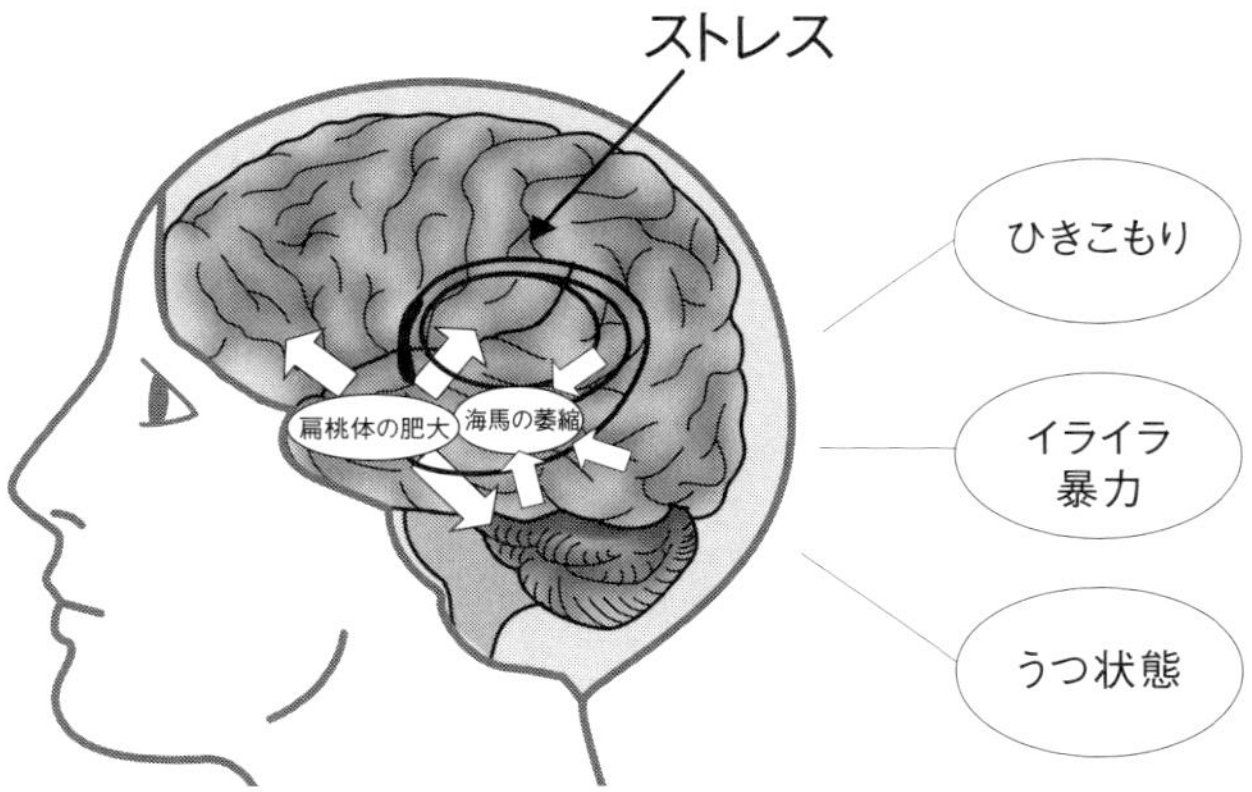

図7　慢性的なストレスが脳に与える影響

いくわけですが、その過程で、高次脳機能障害があることで、さまざまな出来事が大きなストレスとなることは、先の藤川さんの例にもあるように容易に推測されることです。また、事故や病気の前とは違う自分の能力低下に愕然とすることもあります。仕事は失敗ばかり、人間関係も思うようにいかない毎日に、一番悩んでいるのは本人自身でしょう。それなのに、「がんばって」「どうしてできないの？」と家族から言われながら日々を過ごしていたら、慢性的なストレスになります。

最近、慢性的なストレスが脳に与える影響についての動物実験がいくつか報告されるようになりました。それによると、慢性的なストレスが続くと、ネズミやサルなどの哺乳類は記憶の中枢として知られる海馬が萎縮してくるというのです。ストレスを与えると、糖質コルチコイドと呼ばれるストレスホルモンが放出され、海馬の細胞を攻撃、萎縮させるため、記憶力が低下してしまうのです。

ストレスはさらに、神経細胞の新しいネットワーク化をも停止させるようです。

また、海馬の近くにあって感情の中枢といわれる扁桃体《へんとうたい》は、ストレス下で海馬と逆の現象が起きます。哺乳類に慢性的なストレスを与えると、扁桃体の神経突起は成長し、扁桃体そのものが肥大し情緒の不安定性が高まります（図7）。

戦争や家族の死、慢性的なストレスにあった人が、過度に何かを恐れたり、常に不安感を抱いたり、他人に攻撃的になったりするのは、扁桃体の肥大が原因といわれています。

高次脳機能障害者でも同様の結果が予想されます。

健常な状態ではストレスと感じないことも、高次脳機能障害者にとっては過度のストレスとなることがあります。しかも、それが毎日続いたのならば、慢性的なストレスとなり、脳の回復を阻害しかねない可能性があると考えられます。

適度の刺激やストレスは必要ですが、それがイライラ感や過度のうつ状態を引き起こすほどであれば、脳にとってよいことではありません。家族は本人に過度のストレスがかかっていないか、目を配ってください。

第四章　家族一丸となって臨むリハビリテーション

ダイビングの免許取得中に溺れた

20歳のとき、元気に大学生活を送っていた松岡由里さん（仮名）は、ある日、ダイビングの免許取得中に溺れて、約40分の心肺停止に陥り、低酸素脳症になりました。ちょうどその場に居合わせた救急救命士や搬送先の病院の対応で命は助かりましたが、昏睡状態が続き、モノを目で追うようになったのは事故から20日目でした。

その後、松岡さんには片麻痺、失調（ふらつき）、言語障害、記憶障害、知能障害などがあることが明らかとなりました。このなかでとくに記憶障害は重度で、数分前の記憶がありませんでした。

半年後には歩けるようになり、退院後も通院によるリハビリテーションが継続されました。歯磨きや着替えはまだ一人でできる状態ではありませんでしたが、ゆっくりと回復していきました。

事故から1年半が経過し、大学関係者の協力で、松岡さんは復学することになりました。しかし、講義内容を十分理解できたわけではなかったと思います。一方、この頃から松岡さんは感情のコントロールが難しくなり、大きな声で騒ぐことが多くなりました。このような行動に対し、家族が行き詰まりそうになっていたとき、低酸素脳症をはじめとする患者・

家族の会の存在を知り、入会したのです。以後、家族は松岡さんのために障害者手帳を取得し、ガイドヘルパーを導入したり、作業所へ通い出したりしました。好きだった英語を習い始めたりするなど、社会参加の場を広げていったのです。

すると、それと並行して松岡さんのできることが増えていったのです。たとえば、人との会話で聞き返すことができるようになったり、レストランでメニューを選べるようになったり、作業所に一人で通えるようになったり、簡単な料理や買い物、相手への心遣いができるようになったりしたのです。また、感情も落ち着いてきました。ここまで到達するのに事故から約10年を要しました。

さらに、知能指数でも松岡さんは回復してきました。事故から1年半後の全知能指数は47でしたが、事故から8年目の全知能指数は64にまで戻っていたのです（一般は85〜115）。

この10年の回復は、松岡さんが社会に何とか適応しようとして脳の内部の神経ネットワークが再編成された結果なのではないでしょうか。

社会復帰するまでの3つの時期

脳損傷の原因となる病気や事故、その程度によって、回復具合、リハビリテーションの内容は異なります。病院に入院したあと、社会復帰するまでには「急性期」「回復期」「社会適応期」の3つの時期があります。

「急性期」とは、文字どおり病気や事故で入院し、疾患そのものの治療が開始される時期で、脳損傷の程度と場所によってさまざまですが、1週間から1ヵ月を要します。この時期は脳損傷を最小限に抑えるために、酸素と栄養を脳に補給します。そして、さらに回復が見込まれる、もしくは生命に危険が及ぶときは手術も選択されます。

「回復期」とは、生命の危険が去り、脳を含めた全身状態が安定した時期のことです。また、疾患そのものの治療が終了し、脳のさまざまな機能、たとえば運動障害や高次脳機能障害の回復を目指す時期でもあります。期間はおおよそ数ヵ月で、病院でのリハビリテーションを主体とした日々を過ごします。

回復期のあとは、脳卒中の場合は「維持期」と呼んでいますが、高次脳機能障害は回復期が過ぎたあとも社会に適応するための脳機能の回復が期待できるので、維持期というよりは「社会適応期」と呼んだほうがいいのではないかと思います。この時期は、病院でのリハビリテーションを終え、すぐに復職、復学する人もいれば、そのための準備として障害者職業センターや障害者職業能力開発校などの訓練施設に通う人、更生施設などの福祉施設での生活を主体にさらにリハビリテーションを選択する人、在宅生活を中心に地域リハビリテーシヨンを行う人などさまざまです。

また、家族が抱える悩みや不安も、それぞれの時期によって異なります。

急性期、本人は病院のベッドで酸素吸入器や人工呼吸器をつけられ、点滴づけの毎日を送らなければなりません。頭の手術を受ける人もいます。意識障害がある人もいます。その治療状況を見守る家族も、本人と同じように不安な毎日を過ごすことを強《し》いられます。医師から病気の説明があっても、専門的な内容をなかなか理解できないだけではなく、冷静になって聞くことすらもできないのが現状ではないでしょうか。

回復期には、どんなリハビリテーションを受けたらいいのか、入院していたほうがいいのか、家に連れ帰って大丈夫なのかと、家族は心配します。

社会適応期になると、これからどうしたらいいのか、本人が通える居場所はないかと頭を悩ませます。

この章では、病気が発症してから家族は何に注意し、高次脳機能障害の回復に向け、どのようなリハビリテーションを取捨選択すべきかについてお話しします。

脳はどのように回復するのか

脳は、卵豆腐のような柔らかさをもつ大変にデリケートな臓器です。

脳に何らかの損傷が生じるとは、この柔らかな組織が傷むことですが、その傷み方は脳のなかでけっして一様ではありません。完全に死滅した部分と、その周辺の健全な部分がありますそして健全な部分と死滅した部分のあいだには、生きるか死ぬかわからない「瀬戸際の部分」があるのです。急性期には、この瀬戸際の部分を助けるべく治療します。酸素やブドウ糖などの栄養補給は、その治療の一つです。

もし、血圧が下がりすぎると、瀬戸際の部分はその影響をまっさきに受け、死滅します。それを防ぐために、過度の血圧低下は避けようとします。急性期は急に頭を上げると、血圧が下がることがあるので注意しなければなりません。また、脳出血や脳腫瘍が健全な部分を圧迫するのは好ましくないので、瀬戸際の部分を助けるために、手術も選択することがあるのです。

さらに、急性期には「脳浮腫《のうふしゅ》」という症状が起きます。手を打撲するとそこが腫れてきますが、その腫れを浮腫といいます。脳も急激な外力や圧迫で腫れてきます。また、血管が閉塞して酸素が供給されなくなる脳梗塞でも、梗塞範囲が広い場合は腫れてきます。腫れは病気の種類や程度、外傷の大きさで異なりますが、腫れが強いと瀬戸際の部分を悪化させてしまいます。しかし、脳浮腫は手の打撲が改善していくように、2日〜2週間ほどで消えていくのです。

病院での急性期治療をとおして、意識障害や運動障害、高次脳機能障害は徐々に回復していきます。急性期の回復とは、こうした瀬戸際の部分が助かる、もしくは脳浮腫の改善のことをいうのです。

それでは病気や外傷の勢いがなくなり、さらに脳の機能が回復に向かう時期、脳のなかではどのような現象が起きるのでしょうか。

リハビリテーションの結果、話せなかった言葉がようやく話せるようになる、動かなかった手が動くようになる、家族への気配りができるようになる、勉強に集中できるようになるというようにさまざまな症状が回復していくとき、脳のなかでは「可塑性《かそせい》」に基づく変化が起きてきます。

可塑性とは、英語で「プラスティシティー（plasticity）」といいます。私たちが日頃よく使っているプラスチック製品は加熱すると柔らかくなり変形できます。さらに、変形した状態で冷ますとその形を維持します。このようにある形をしていたものが何らかの影響を受けて、「違った形に変化し、その形を維持し続けること」を可塑性といいます。

脳もリハビリテーションの結果、違う形に変化し、その変化した形をそのまま維持し続けるのです。脳の細胞は増えるとは考えにくいのですが、「病気の前には使われなかった神経回路が使われるようになる」、あるいは「新しい回路網の発達」が可塑性の主な要因だと考えられています。新しい回路網の発達程度は、損傷した回路網が小さければ、病巣の周辺がそれを補う程度ですみますが、損傷が大きければ、まったく違う場所につくられることになるので時間がかかります。

かつて脳外傷の患者さんと健常者のそれぞれ3人が、暗算を行っている最中の脳血流の状態を検査したことがありました。暗算なので健常者ではいずれも左脳の血流が上昇しましたが、患者さんは健常者には見られない部分の血流が増えたのです。患者さんは脳の損傷箇所がそれぞれ異なるのと同様に、血流が上昇している箇所も異なりました。

この結果から、脳損傷後、健常者には見られないほかの脳領域ががんばりだすという現象が起きていることがわかります。

使えば使うほど脳は変わる

「必要は発明の母」という言葉があります。必要だからという気持ちでアイデアを思い巡らすと、いい発明が生まれるという意味です。

また、欧米の研究報告には、「使えば使うほど、脳は可塑的変化をとりうる」という意味の「ユーズ・ディペンデント・プラスティシティー（use-dependent plasticity）」という用語が随所に出てきます。

いずれも、一生懸命に脳を使うと脳の回路網は発達することを意味しています。

最近、脳卒中で片麻痺になった人に対するリハビリテーションの方法として、麻痺した腕の回復を促すために、使える腕を使えないように固定して日常生活を送る治療法が世界的に広がり、その効果が明らかになりました。この治療法は、麻痺した腕を無理やり使わせることで回復を促すのです。ネズミでこのような実験を行うと、麻痺側の脳神経のネットワークが増えていることが顕微鏡で確認されました。

また、失語症の場合でも、ジェスチャーなどせずに言葉を使ったコミュニケーションに徹すると、言語能力の回復がよいという信頼できる研究結果が出てきました。

患者さんの麻痺や失語症の状況、病気の発症からの経過年数などをきちんと考慮しなくてはならないので、どんな人でもこのようなリハビリテーションが適応するというものではありません。しかし、これらの事例から、いったん壊れてしまった脳神経のネットワークでも、使えば使うほど、それも必要だと思って一生懸命に使えば使うほど、回復しやすいということがわかります。

筋肉は使わないとやせ細り、萎縮してしまいます。必要とするからこそ、その状態を維持しようと、毎日筋肉のたんぱく質が合成され続けるのです。

脳機能はこれほど単純にはいきませんが、頭を働かせると脳の血流が増える現象が、最近多く報告されるようになりました。脳には機能の分担があり、たとえば暗算なら主に前頭葉、書き取りなら左（大半の人の場合）の側頭葉が働き、働くことでその部分の血流が増加することがわかってきました。

脳の血流が増えることが、筋肉と同様にその機能を将来にわたって維持することになるかどうかは、まだはっきりわかっていません。実際、計算をやめたとたん、血流は低下してしまいます。しかし、「頭をよく使った人のほうが、将来、認知症になりにくい」などの研究報告があり、やはり脳を活性化させることはいいことなのではないでしょうか。

さて、脳を刺激し、脳血流を増やすことができるドリル問題には、2つの要素があるようです。

一つは問題を解こうとするときに多少の負荷がかかること、つまり「ちょっと難しいな、時間が足りないな」と思えるような問題であること。

もう一つは、イヤイヤながら取り組むドリルでは、ダメだということ。

一生懸命に興味を持って取り組んでこそ、脳は活発に働き出します。

アメリカのアルツハイマー協会が、科学的な根拠をもとに、脳をいつもよい状態に維持する方法の一つとして、「頭のジョギング（呼び起こす）」を推奨しています。その具体的な方法として、読む、書く、ゲームやパズル、新しいことの勉強、ガーデニング、カルチャーセンターへの参加などを挙げています。

脳を活性化させるのはドリルだけではないのです。どんな活動でも、意欲的に取り組めるものがよいのです。

回復を促す要因

「新しい回路網の発達」を促す要因とは何でしょうか。

●病気や事故以前の要因

①年齢

年齢は回復に影響を及ぼす大きな要因です。若い人のほうが回復がよいことは、脳に限らずすべての臓器で同じです。若さが回復を促すことは確かなことですが、何歳までを若いというのかははっきりしません。しかし最近、高齢者でも可塑的な変化が脳内で起きるということが、さまざまな研究からわかってきました。

高齢者で、糖尿病や事故が原因で腕を切断した人がいます。その人の脳を調べてみると、切断した腕の動きを担当していた脳の領域は、数ヵ月で「顔」の動きを担当するように変化していました。脳は、かなり柔軟に対応しているのです。

②もともとの性格

その人のもともとの性格も回復に関連するようです。病気をしても、もともとの性格は変わりにくく、おおむね前向きな性格の人・努力する人は、リハビリテーションにも前向きで、回復しやすい傾向があります。

③左利きの人は失語症の回復がよい

言語を担当する脳の領域は主に左大脳にあります。ところが、左利きの人ではそれが少し異なり、右大脳にも担当領域があります。したがって、左利きの人、あるいは両利きの人では、左大脳の損傷による言語障害の回復は、右利きの人よりもよいといわれています。

●病気や事故そのものの要因

回復にもっとも影響を与える要因は、やはり病気や事故そのものがどれほど直接に脳に悪影響を与えたかという点です。

①損傷範囲
損傷範囲が広いと、すでにある回路網は使えないので、新しい回路網を損傷部位の周辺や反対の脳につくらなければならないので時間がかかります。
②損傷部位
脳のなかには、ある役割を中心的に行っている部分があります。記憶を中心的に行っているのは海馬、言語の理解を中心的に行っているのは側頭葉の後方部です。

こうした領域が損傷を受けると、新たな回路網をつくらなければならないので時間を要します。

●病気や事故以後の要因

家族が気をつけたいのは、この点です。急性期の治療が適切になされていることは大前提ですが、その後に神経回路網を発達させるために重要なのは、リハビリテーションです。

高次脳機能障害に対するリハビリテーションは、以下の４つにまとめることができます。

①環境調整

たとえば、階段をスロープにしたり、手すりを設置したりするなど、当事者の生活環境を住みやすくする。障害に理解のあるヘルパーをつけるなど、周囲の人々が支持的に対応する。経済的な問題をクリアするために、障害年金などの法的援助を求めるなど、当事者を取り巻く環境を整備することです。

②失われた能力そのものの回復を促す訓練

記憶力をよくする、言葉の理解をよくするなど、障害そのものの改善を目的とする訓練です。

③失われた能力をほかの能力や道具を利用して補えるようにする訓練

記憶ができない人がメモ帳を使いこなせるようにする、道に迷いやすい人に一つのルートのみを何度も何度も歩かせてからだにしみこませるなどの訓練です。

④行動変容療法を取り入れる

適切な行動を強化し（たとえば、人と上手に交流できる行為に対し、楽しい時間を提供する）、不適切な行動を抑える（たとえば、すぐ怒る、大声を出すなどの行為に対し、まわりの人が無視するなど、楽しくないと思わせる行動をとる）という対応方法の徹底です。

回復にはムラがある

急性期の回復は、病気や事故後、数週のあいだで見られます。脳の腫れがひいて、再び機能を開始するには、数週間を要するのです。この間、手が動かせるようになったり、思った言葉が出るようになったりと、運動障害でも高次脳機能障害でも、同じ程度の回復が見られます。しかし、その後には差が出てきます。

運動麻痺やふらつき、しびれなどの運動障害は、病気の発生後からぐんぐんとよくなり、2～3年経つと足踏み状態となります。

ここまでは高次脳機能障害も同様ですが、その後は異なり、時間をかけて回復するという特徴があります。知能を評価するときによく用いられる知能指数、いわゆるＩＱという数値は、発症後1年で急激にアップし、その後もおよそ5年程度かけ、ゆっくりと回復します。

失語症というコミュニケーションの障害も、数年をかけてよくなってきます。5年以上も前に交通事故で脳に受傷した患者さんの家族から、「最近は、よく話が通じるようになった」といった声を聞くことも少なくありません。

感情をうまくコントロールして、人と上手につき合うなどの社会性は、さらに時間をかけることで育てられていきます。もちろん、こうした回復には本人の意欲や周囲の理解と支持的な対応が必須なのです。

また、「怒ることはなくなり、上手に人とつき合えるようになったのに、言葉で伝えることはまだ苦手」「字は読めるようになったけれど、まだ書くことはできない」といったことを耳にします。さまざまな高次脳機能障害の回復は一様ではないのです。その理由をいくつか挙げ、高次脳機能について掘り下げて考えてみましょう。

①損傷した脳の部位によって回復具合は異なる

前頭葉が主に損傷されていれば注意散漫の症状はとても強く、話し言葉の理解が悪いという症状は軽くてすむかもしれません。この場合、話し言葉の理解が悪いという症状は、すぐに回復しても、注意散漫という症状は残存しがちとなります。

②治りやすい症状と治りにくい症状がある

記憶障害は、ほかの高次脳機能障害に比べ回復しにくいです。なぜなら海馬は脳のほかの部位に比べ、いったん脳梗塞などの虚血《きょけつ》（血液供給が減ること）にさらされると、機能低下に陥りやすいという性質があるからです。また、ふらつきの原因となる小脳も損傷をうけやすい部位です。

③目立ちやすい症状と目立ちにくい症状がある

高次脳機能障害のなかでも、言葉の障害は人と接する以上どうしても目立ってしまいます。しかし、パソコンの使い方がわからない、お茶の入れ方がわからないなど、一定の道具の使い方を忘れてしまう「失行」という障害は、その状況を避けていれば目立ちません。ただし、目立たないだけで、高次脳機能障害があることに変わりはありません。

④訓練量の違いが回復の差になる

失語症に対するリハビリテーションの効果は、訓練時間に比例するといわれています。より言葉に触れて訓練するほど回復がよいということです。その訓練は、必ずしも専門家である言語聴覚士によるものでなければならないということはなく、訓練されたボランティアでも効果があるというデータもたくさんあります。

⑤原因が取り除かれるだけで症状が軽くなる

高次脳機能障害のなかでも怒りっぽいとかうつ状態といった、むしろ精神的な反応が主である症状は、原因が取り除かれると軽減することがあります。たとえば、働けなくなったため、家族のなかでの役割を失ったと感じ、精神的に落ち込み、ひきこもり傾向で妻にあたっていた人は、自宅で仕事ができるようになったら、その症状がなくなったりするのです。

声をかけないと何もしない

パソコン関連のエンジニアとして長年勤務し、退職後は山登りや旅行を趣味にしていた坂下晃一郎さん（仮名）は、62歳のときに交通事故で脳挫傷、右足を骨折しました。

頭蓋内の血腫を取り除くために、緊急手術も受けました。手術後の検査で両側の前頭葉に損傷があることがわかりました。1ヵ月の救急治療のあと、リハビリテーション病院に転院し、その後、からだの不自由はなく自宅に帰りました。しかし、普通の会話はほとんど不自由はないものの、思い出せない言葉も多く、食事や入浴、着替えなどは自分からできず、家族の声かけが必要でした。また、意欲も低下していました。

坂下さんは退院時に受けた知能検査では全知能指数が112、記憶検査でも108と正常範囲だったのです。医師は軽度の認知障害、遂行機能障害という診断をしていました。

知能指数は、一般に「IQ」といわれています。一般的な知能検査では、自発性や計画性といわれる遂行機能を計ることはできません。記憶の検査も同様です。

坂下さんの状況を心配した奥様は、その後、東京レインボー倶楽部（東京都調布市で私たちが始めた高次脳機能障害者と家族の会）に坂下さんと一緒に参加しました。そこで、ほかのメンバーと一緒に、週2〜3回、さまざまな活動をするようになりました。

坂下さんはもともと学習することが好きだったのでしょう。ある大学に社会人聴講生として、自分から参加するようになりました。工学技術や脳科学に関する授業を主に受けていました。

さらに、脳損傷者を対象とした記憶や遂行機能、言語機能などを鍛えるためのドリル学習塾にも通うようになったのです。

このような生活を毎日続け、約5年が経過しました。まだまだ自身の障害を正確には理解していないようですが、自分から一人で外出したり、旅行の計画も立てられるようになりました。家庭では、食器洗いや風呂掃除といった家事をするようになりました。困ったときには、家族に助言を求められるようになったことも、大きな変化です。

坂下さんは東京レインボー倶楽部の一員として、いまでも定期的に仲間と交わることを楽しみにしているようです。

地図が使えれば一人で外出できる

リハビリテーションの最終目標は、もとの生活に再び戻ることです。

たとえば足を折って歩けない人は、歩行訓練をして筋力をつけ、再び歩けるようになったら、もとの職場で働けるようになります。脊髄《せきずい》の損傷により歩くことができなくなった人は、車いすの使い方を学習し、車いすで出勤できるようになれば、もとの生活に戻れるのです。

同じように言葉の発声に障害があるのならば、病気の早い時期から繰り返し繰り返し発声練習をします。そして、話せるようになったらもとの職場に戻れます。

しかし、数年が経過してもまったく話せない人もいます。その場合はパソコンやトーキングエイドなどといった機械を手で操作して、場合によっては目の動きで操作する訓練をします。その結果、話す、書くなどして、自分の考えや意思を伝えられるようになり、もとの生活に近づくことができます。意思を伝達する機械を利用して、自分の深い思い、心境などを本につづった人もいます。物理学者のホーキング博士もその一人です。

からだの一部が障害を受けたり、失われたりしたとき、その機能の不足を補ったり、代行したりする方法を「代償手段」といいます。代償手段を使いこなす訓練も、リハビリテーションの大切な一面なのです。

リハビリテーション医学は、ほかの医学よりも、人間の生活や人間が形成する社会生活を重視する分野なのです。

障害に対する回復には2つの意味があると思います。

歩けなかったのが歩けるようになった、記憶することができなかったのが記憶できるようになったなどの「失われた能力そのものの回復」と、失われた能力を「ほかの能力や道具を利用して補えるようになる回復」です。この2つの回復は、リハビリテーションにおいて同時に行います。いずれもが現実の生活に再び適応しようとする学習にほかなりません。

記憶障害に対し、メモを活用したり、約束の時刻を忘れないようにアラームを利用したりするのも、字がわかりにくい人には絵で表現することも大切なリハビリテーションです。ところが、このような代償手段を使うことは訓練にならない、リハビリテーションにはならないのではないかという意見もあります。

しかし、このような手段をとおして生活範囲がさらに拡大するならば、私は進んで取り入れるべきだと思います。障害を補うための環境の調整や補助用具があると、ほかの事柄を行うための余力を残すことができます。また、補助手段を使って生活が自立できれば、不安感を和らげることになり、社会参加にもつながります。

考えてみると、慢性疾患のほとんどは治すことができない疾患です。高血圧に対して行う降圧剤の内服は、たんに薬で血圧を下げているだけですから、これもまた代償的アプローチです。糖尿病に対するインスリンの注射、慢性関節リウマチに対する消炎鎮痛剤なども同じです。薬を使って治しているかのように思いがちですが、高血圧や高血糖、疼痛に対し、対症的に応急処置をしているだけなのです。しかし、それで効果が十分あるのです。より長く、よりよい生活が送れるのです。完治しない病と上手につき合っていくことで、よりよい生活を送ろうという考え方です。リハビリテーション医療で、代償手段が使えるように訓練するのも同じような意義があるのです。

交通事故で高次脳機能障害になった若い女性のお父様から手紙をいただきました。

「娘は事故から5年経過しました。初めての場所に出かけるときは、パソコンから地図や乗り換え案内、到着時間、料金などのデータを検索して、印刷して持っていくようになりました。これは、道を間違えやすい本人にとって、とっても安心できることだったと思います」

この女性は左大脳に損傷があり、道に迷いやすいという問題がありました。記憶障害もあるため、障害を補うための方法を訓練し、うまく使いこなせるようになり、就職することができました。

障害の3つのレベル

障害について、WHOでは、3つのレベルに区別する考え方を示しています。

運動障害を例にしてみましょう。

まず、脳損傷が起きます。すると、

①病気のレベルでは、手足を動かす神経が出血や閉塞で傷つき、運動麻痺が生じます。これは、脳の神経が切れることによって直接もたらされる結果です。

そして、②日常生活レベルでは（日常生活を始めると）、お箸を持てない、歩けない、という障害が生じます。

その結果、③社会生活レベルでは（社会へ出ていくと）、介護が必要、通勤ができないなどの障害が生じます。

同じように、記憶障害について見てみましょう。

脳損傷によって、

①病気のレベルでは、海馬が傷ついたために記憶力の低下が起きます。検査をすると、数

分前に見た絵を覚えていられない。

そして、②日常生活レベルでは、コンロに火をつけたことを忘れてしまう、という問題が生じます。

その結果、③社会生活レベルでは、昨日どこまで仕事をしたか覚えていられないため、仕事に支障をきたすのです。

このようにWHOは病気や事故によって発生した傷がもたらす障害には、身体的な障害と生活上の障害と社会的な障害があるととらえたのです。WHOやリハビリテーション医療は、この3つのレベルそれぞれに対し、治療や支援を行うのです。

たとえば、足に麻痺があって自力で歩けない人には、
①のレベルの麻痺という身体障害に対しては、筋力トレーニングをして回復を促そう
②のレベルの歩けない障害は、歩けないのなら仕方ないと考えて、車いすを使う訓練をしよう
③のレベルの通勤できない障害は、会社に行けないのなら在宅勤務をしようと考えるのです。
このように、①の病気のレベルでは機能そのものの回復訓練を、②の日常生活レベルと③の社会生活レベルでは、代償手段を使いこなす訓練や支援を行うのです。

この3つのレベルを区別したのは、障害が生じてしまった人が、日常生活や社会生活へなるべく早く復帰することを願い、「病気や障害が治らないと満足できる生活は送れない」という考え方ではなくて、「病気や障害があっても満足できる生活が送れるんだ、幸せな生活が送れるんだ」という価値観の変換を提案したものだと思います。

内科や外科、整形外科などの診療科は、通常、①の病気のレベルでの治療に専念しますが、リハビリテーション医療は、人の生活そのものの改善を目指すことから、②、③の視点をも重視しているのです。

家庭で行うリハビリテーションも、この考え方が大切ではないでしょうか。

目標を掲げ、1つずつクリアする

家庭での生活が始まったら、生活の目標を、①日常生活動作の自立、②日常生活関連動作の自立、③地域社会への参加、とします。

まずは、日常生活が自立できるように、食事、更衣、排泄、整容、車いすからベッドへの乗り移り、歩行、入浴動作などを、個人個人の能力にあわせて、一つずつ丁寧に支援します。一つの行為に対し、どこまでできるのか、どこからできないのかを明確にして、徐々にできることを増やしていきます。その際、右手が使えないときは左手を利用する、歩けないときは車いすを使うといった方法も、自立するためには進んで取り入れます。

一連の手順を順序よく紙に書いて、できた段階までに○印をつけると励みになります。すると、一つひとつできたことが達成感に変わり、次の行為へとつながっていくのです。

料理、洗濯、金銭管理、電話の応対、電車やバスの利用など日常生活関連動作も、各動作のどこまでできるのか、できないのかを明確にし、徐々にできることを増やしていきます。

地域生活を始めるには、一人で電車やバスなどが利用できなくてはなりません。しかし、高次脳機能障害者にとっては、それが大きな壁となります。運動障害が合併していなくても、場所がわからなくなったり、どこに行こうとしていたのかを忘れてしまったり、道に迷ったとき人への尋ね方がわからなかったり、外出先で人とトラブルになったり、帰り道が複数あるとそのルートを選べなかったりするからです。

外出するとき、最初は家族の付き添いや外出支援のためのガイドヘルパーをお願いする、外出距離を短くする、ルートを一つに確定するといった方法を取り入れ、繰り返し訓練します。繰り返しがとても大切です。訓練は同じ方法で同じルートを使います。お茶を飲む喫茶店があるのなら、いつも同じ喫茶店でお茶を飲みます。一つひとつが行動の目印となり、からだに刻み込まれていきます。しばらくすると、できないこともあるけれど、一人での外出ができるようになるケースが多いです。そして、徐々に行動範囲が広まっていくのです。

地域社会への参加とは、地域に住む人々と交流することです。

高次脳機能障害は、対人関係を築くときにもっとも症状が目立つので、高次脳機能障害者にとっては一番苦手とすることですが、逆に効果的なリハビリテーションの場ともなるのです。

しかし、交流の場が本人にとって多少とも居心地がよくなければ、よい結果はもたらしません。高次脳機能障害者と接する第三者が障害を理解しようとしなかったり、本人が地域社会の和を乱すような行動や発言をしたら、交流の場の意味を失いかねないのです。本人が居心地が悪そうにしていたら、違う交流の場を探しましょう。

ドリル学習もパソコンでのゲームも、繰り返し繰り返し練習すると、その課題に対する注意・集中力が上がって、ドリルの成績やゲームの得点は必ず伸びてきます。ただし、成績や得点がアップしても必ずしも日常生活がよくなるとはかぎりません。ドリルの成績のアップと日常生活の暮らしやすさは、必ずしも連動していません。

成績がよくなることは、もちろん望ましいことですが、それだけではダメなのです。それを日常生活に応用させる努力が必要なのです。たとえば、黙々とドリル学習をするだけではなく、そこで養われた注意・集中力で、ほかの人と会話をはずませたり、遊びに出かけたりと交流の輪を広げるのです。机の上で言葉の練習を繰り返し行ったら、買い物に出かけて言葉を使ってみることを繰り返すのです。

狭い範囲で育てたリハビリテーションの効果が実生活に応用され、ほかの動作にまで効果が及ぶことを、「般化《はんか》」といいますが、この般化が起きるかどうかが、リハビリテーションの効果を判定する指標だと考えています。

もし、日常動作全般への般化が難しい場合は、どうしたらよいのでしょう。

人は「ある環境で覚えたこと」は、その環境でもっともよく思い出せるという傾向があります。したがって、ある作業をこなしたいと思う環境でのみ、習得しようとする技術をしぼって、繰り返し訓練すると効果的です。たとえば、パソコンの入力は一定の部屋で行う。レジで商品のバーコードをかざす練習は勤め先の店で行う。皮細工の練習は道具の整った工房で行う。記憶の障害があっても、ある環境で行った「からだで覚える技術」は、繰り返し練習すると身につきやすいのです。

職場復帰はできないと診断された

35歳の佐藤真一さん（仮名）は、交通事故で2週間昏睡状態が続きました。

意識を取り戻し、その後のリハビリテーションで3ヵ月後には着替えや入浴などの日常生活動作はできるまでに回復しましたが、右の大脳に大きな傷を残した結果、①いまいる場所がわからず道に迷う、病院から自宅まで一人で帰れない、②知的レベルが低下し、③自分に障害があることが理解できない、という症状が残り、会社に戻れる状態ではないと医師から診断されたのです。

そこで、佐藤さんは何度も何度も病院から自宅まで帰る練習をしました。平日は理学療法士が、毎週末は家族が付き添い、見守りました。すると、徐々に付き添い、見守りをする必要がなくなりました。

しかし、どうしても道に迷うことがときどきありました。地図は見てもわかりません。そのときは居場所のわかるGPS付き携帯電話で家族に連絡をするという代償手段を使えるようにしました。

会社まで一人で通えるようになったら、私は会社の社長さんに佐藤さんの事情を説明し、模擬就労ができるようにお願いをしました。勤務時間、仕事内容を無理のない範囲に決め、同僚の人にも障害の説明を文書で行い、職場環境を調整したのです。

模擬就労は、佐藤さんの「再び会社で仕事ができる」という思い込みに対し、自身の能力の低下に気づいてもらおうとする意図もありました。佐藤さんは会社の同僚の協力が得られたものの、以前のように仕事をこなすことはできませんでした。3ヵ月後、佐藤さんは休職し、障害者職業能力開発校に入校、1年間の訓練を行った後、ジョブコーチにフォローしてもらうことで、再びもとの職場に戻ることができました。

佐藤さんは、訓練のあいだ何度も怒りがこみあげ、奥様やお子さんにあたることがありましたが、冷静に仕事をこなすことが成功や達成感につながり、家族からも応援してもらえることを身をもって知ったのです。

生活しやすい環境をつくる

「障害は、個人とその周りの環境とのあいだで生じる」

これは、スウェーデンの障害についての考え方です。障害は個人の問題ではなく、環境がつくり出しているというのです。

足が不自由だとでこぼこ道を歩くのは困難ですが、平らな道なら問題ありません。早口で話されるとわからないという人は、相手がゆっくりと話してくれさえすれば、コミュニケーションをとるのに問題はありません。一方、健常者でも老眼のある人ならば、小さな文字で書かれた文章は障害になります。

高次脳機能障害者は適切な環境調整ができれば、症状は軽減されます。できることが増え、社会参加が容易になるのです。

障害者を取りまく環境はさまざまですが、「階段をスロープにするなどの物理的な住環境」「障害に対し適切な対応やケアのできる人の環境」について説明しましょう。

①住環境をわかりやすくする

・部屋の引き出しにはラベルを貼る

自宅や職場で何をどこにしまったのかわからなくなって混乱が起きないように、引き出しにはラベルや絵などを貼ったり色分けしたりして、どこに何があるかをはっきりさせると、モノを探しやすくなります。すると、本人のイライラが減るので、行動がスピーディーになります。

・ひと目でわかる収納場所をつくる

朝出かけるとき、私は身につけていかなければならない財布、時計、定期券、携帯電話を忘れないようにするために、どこに何が入っているのかひと目でわかる透明の壁掛け袋を着替えをする部屋に設置し、一つのポケットに決まったモノを一つ入れておきます。

しかも、ポケットには1から4の番号が書かれており、私はその順番どおりに身につけて出かけています。すると、この4品を忘れることなく、身につけて出かけることができるのです。

・毎日の予定や行動をメモでわかるようにする

毎日の予定や行動の手順を、手帳やメモ、カレンダーなどに記入すると、記憶障害のある人には有効です。

記入することを忘れたり、メモを見ることを忘れたりすることがあるので、手帳を首に掛ける、アラームを設定するなどの工夫をしましょう。

そして、このような補助手段の利用が習慣化するまで、繰り返し練習しましょう。

記憶に障害がある人のなかには、自分のいる現在の「月日・時間」がわからなくて、不安感を抱く人がいます。そのような人にとっては、「いつ、何をするのか」、たとえば「明日は○○日で、△△をする」といった内容を書いたスケジュール表があると、過去から現在、未来という時間の流れのなかで現在が認識できるので、安心します。

・できないことをしないですむ工夫をする

数字が苦手な人が、福祉作業所で10本のボールペンを袋に詰めるという仕事を行っていたことがありました。1本、2本と数えることが苦手なのですが、作業所には一つの板に10本

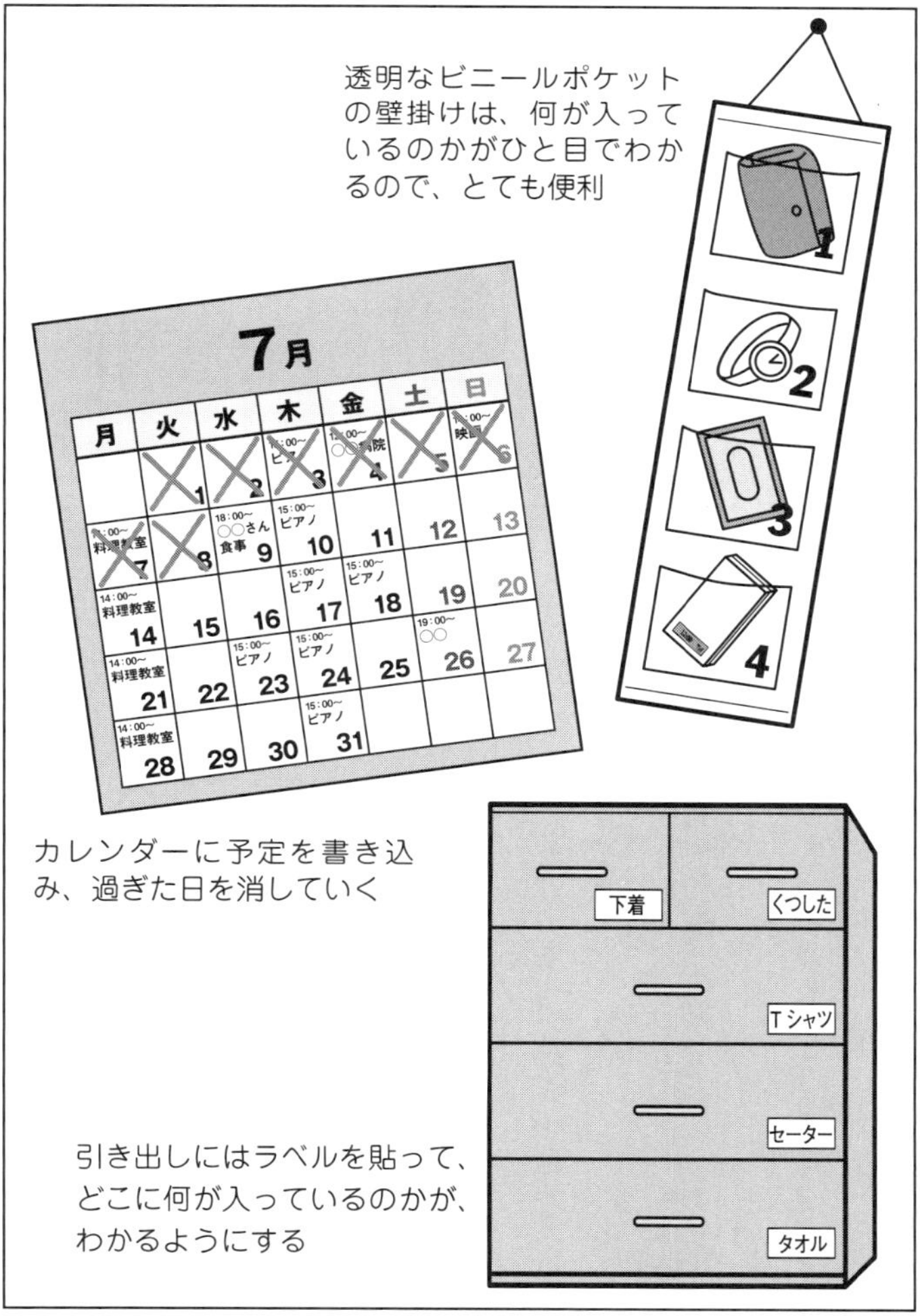
透明なビニールポケットの壁掛けは、何が入っているのかがひと目でわかるので、とても便利
7月
月 火 水 木 金 土 日
カレンダーに予定を書き込み、過ぎた日を消していく
下着
くつした
Tシャツ
セーター
タオル
引き出しにはラベルを貼って、どこに何が入っているのかが、わかるようにする

見てわかる収納場所・予定表をつくる

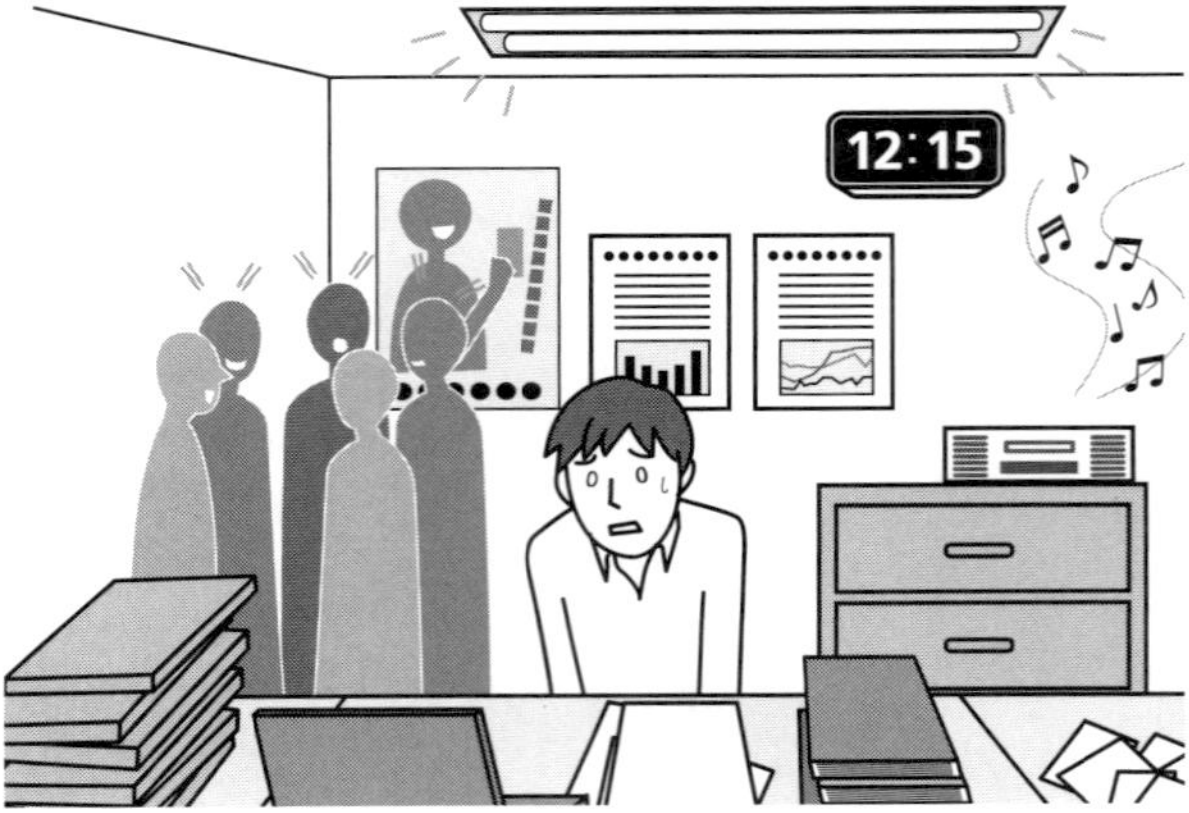

落ち着かない部屋では仕事ははかどらない

のボールペンを納めるへこみが彫ってあって、そこにボールペンを全部納めたら、ザラザラと袋に詰めていました。このような方法をとれば、数字の10がわからなくてもいいのです。数えることはしなくていいのです。

・わかるものに置き換える

「12：15」というデジタル表示の時計は理解しにくくても、長針と短針のアナログ表示の時計ならわかる人がいます。本人が理解できる違った方法に置き換えることで、イライラ感や喪失感を軽減させることができ、仕事に前向きに取り組むことにもつながるのです。

・静かな環境をつくる

人ごみを嫌う人がいます。言葉が苦手で話し

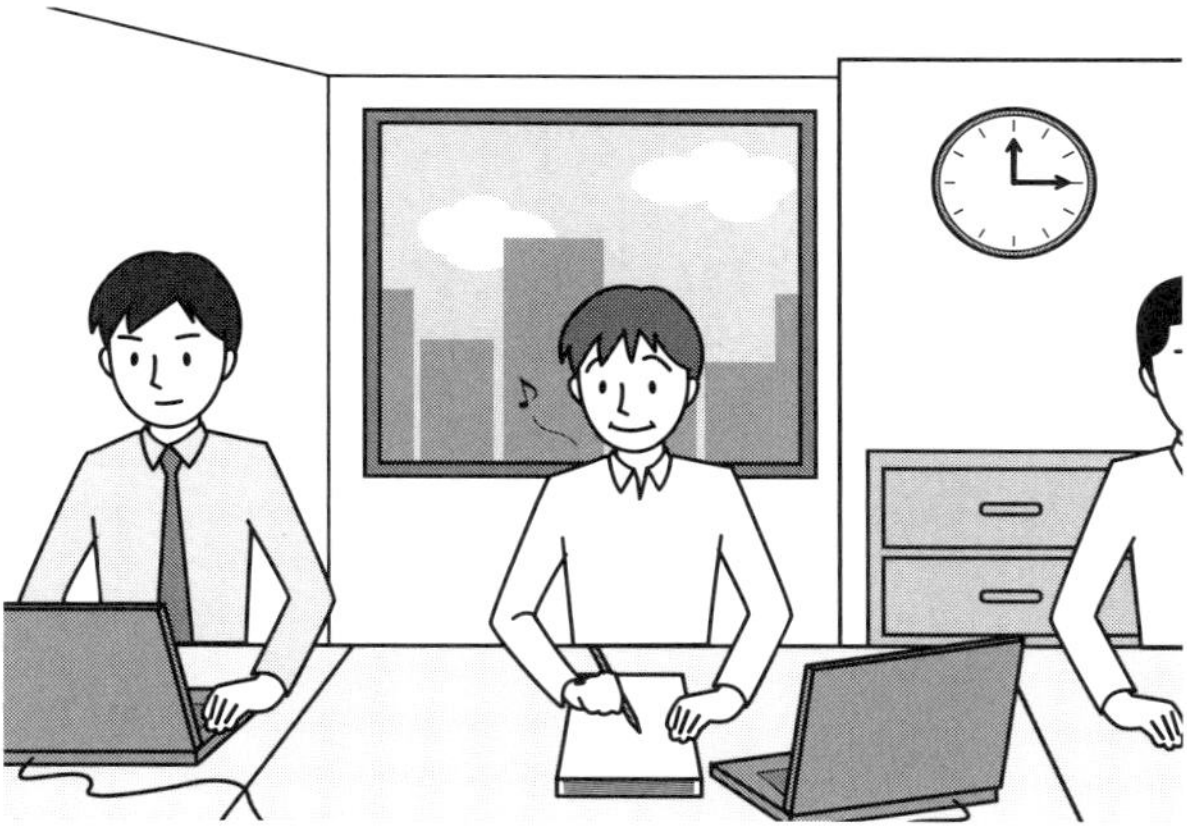

静かな環境を用意すると居心地がよくなる

かけられるのがイヤだからという人もいますが、むしろ周辺の雑音そのものを不快に思う人のほうが多いようです。

私たちは満員電車の騒音のなかでも、隣の人と話をするとき、会話には関係のない周囲の騒音はシャットアウトしているのですが、その働きは前頭葉のフィルター作用なのです。不要なものはフィルターにかけられ、脳には入ってこないのです。

ところが、高次脳機能障害者のなかにはフィルター作用がうまく働かず、騒音がすべて隣の人の声と同じように脳に入ってきてしまう人がいるのです。だから、「人ごみは嫌い」になるのです。

このような場合、生活する場所や仕事場は、静かな部屋を選びます。そして、徐々に雑音に慣れていくのがよいと思います。

・左側に注意を向ける工夫をする

半側空間無視は、とくに左側への注意が足りなく、左側のおかずを残すなど左側にあるモノを無視してしまうことが多い症状です。この症状がある人には、わざと左側にテレビを置く、ラジオを置く、人が座るなど、左側に刺激を置くと、おかずを食べ残すことは減っていきます。逆に、右側は注意することができるので、左側を映す鏡を右側に設置すると、鏡をとおして左側にあるおかずに気づくことがあります。

②よい環境になれる人の条件

高次脳機能障害者が社会に再び戻っていくとき、挫折や失望の一番の要因は対人関係です。「こんなこともわからないの?」「もっと早くできないの?」というひと言が、社会との距離を広げてしまうのです。

高次脳機能障害者に対し十分な時間をとって、耳を傾け、支持的に対応する姿勢があれば、その人は「みんなに守られている」と感じ、再び社会の一つの歯車として社会復帰していく可能性が開けるのです。高次脳機能障害者と接する人は、その人の得手、不得手を正しく判別し、できる能力をさらに伸ばせるような支援を心がけなければなりません。

脳血管障害で会話が苦手になったある25歳の女性の話です。彼女は記憶する力はすぐれていたので、その能力を障害者職業センターの職員が重視し、膨大な書庫のなかから目的とする本がどこにあるのかを探す図書館で働き始めました。

お菓子屋で働いていた30歳の女性は、1ヵ月も続く昏睡状態の後、人と接することが苦手になり、重度の記憶障害も残りました。でも、病前と変わらずお菓子が好きだったので、レシピを厨房に貼り付けるなど工夫し、同僚の協力を得て好きだったお菓子職人に戻ることができました。

どの人も自身の熱心な努力があってこそ達成できたのですが、そこにはよき理解者、支援者がいたことも共通しているのです。私は高次脳機能障害者にとって「よい環境としての人」とは、次の4点を備えている人だと思います。

①どのような障害があるのかわかっている人
②どのような対応がよいのかわかっている人
③さらに能力をひきだすことができる人
④その人の立場に立てる人

最後の「その人の立場に立てる人」とは、そのような行動をとってしまった理由を理解できる人ということです。

本人の過ごす家庭や職場、学校などの物理的および人的環境を生活しやすく変えることは、リハビリテーションの基礎であり、本人の成長を促す大切な一面だと思います。

環境が整えられたら、次は具体的なリハビリテーションです。リハビリテーションは、知的な障害、心の障害に分けて紹介します。

知的な障害へのリハビリテーション

①注意力はすべての機能の基盤

たとえばリハビリテーションで言語機能がよくなったとしても、記憶力は改善しません。記憶力がよくなっても空間を認識する能力の改善はありません。これらの能力は、相互に関連はしているものの独立しているのです。それは、バーベルで腕の筋肉を鍛えても足の筋肉は強くならないことと同じなのです。

しかし、一つだけ例外があります。それは注意・集中力です。

なぜなら、注意・集中力は言語機能や遂行機能、記憶力、空間を認識する機能など、さまざまな知的な障害を底上げし、改善させると考えられるからです。注意・集中力がつくと何

Aさん
Bさん
Cさん
月
水
金
スポーツクラブ
月
木
水泳
英語教室
I'm fine.
How are you doing?
月
木
金
ピアノ
読書
ピアノ

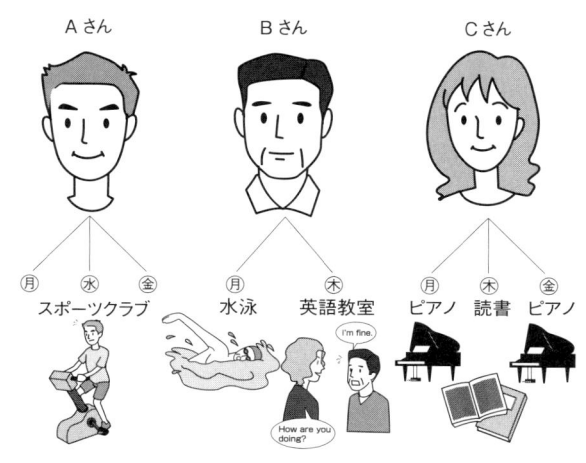

週に複数回、注意・集中力を高めるための時間をつくる

ごとも注意・集中して行うから、あらゆる機能を底上げするのです。持久力、体力を高めるマラソンや水泳がからだ全体の機能を高めるように、注意・集中力の訓練は多くの高次脳機能を高めてくれます。できるだけ注意・集中力を高める時間をつくりましょう。

では、注意・集中力を高めるためには何をしたらいいのかというと……。

じつは何でもいいのです。国際的な基準を見ても、そのメニューには何でもいいと書いてあります。テレビゲームやテレビ、ドリル、読書などの趣味、人との交流……、何でもいいのです。病気の前からの趣味であるピアノやギターの演奏、水泳、将棋などは熱中しやすいかもしれません。

ポイントは、好きなものを、定期的に、複

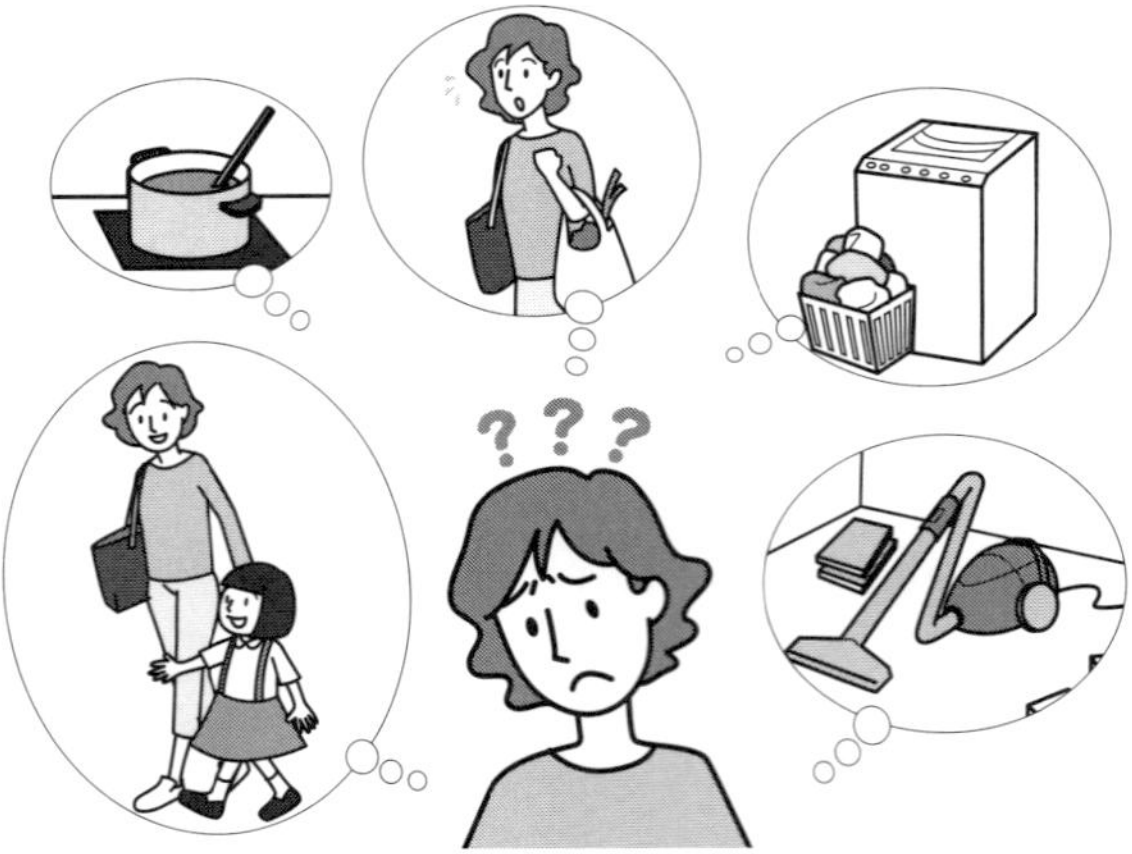

やることが２つ以上あると、どうしていいのかわからない

数回行うということ。１回だけ思いついたようにするのではなく、毎週、複数回を決まった時刻に行うように計画を立てるのです。

急性期病院を退院したばかりで、まだ頭がボーッとしているときは、何でもいいので、集中できることに時間を使うようにします。

ただし、テレビゲームやテレビなど１点に集中する作業は脳が疲労してしまうので、時間を制限したり、適度に休息をとる必要があります。疲労は、逆に脳の機能を悪化させるのです。

②一度に２つのことをこなすには

「料理の合間に洗濯をする」「パソコンの操作をしている最中に頼みごとをされる」など一度に２つの作業を同時にこなさなければな

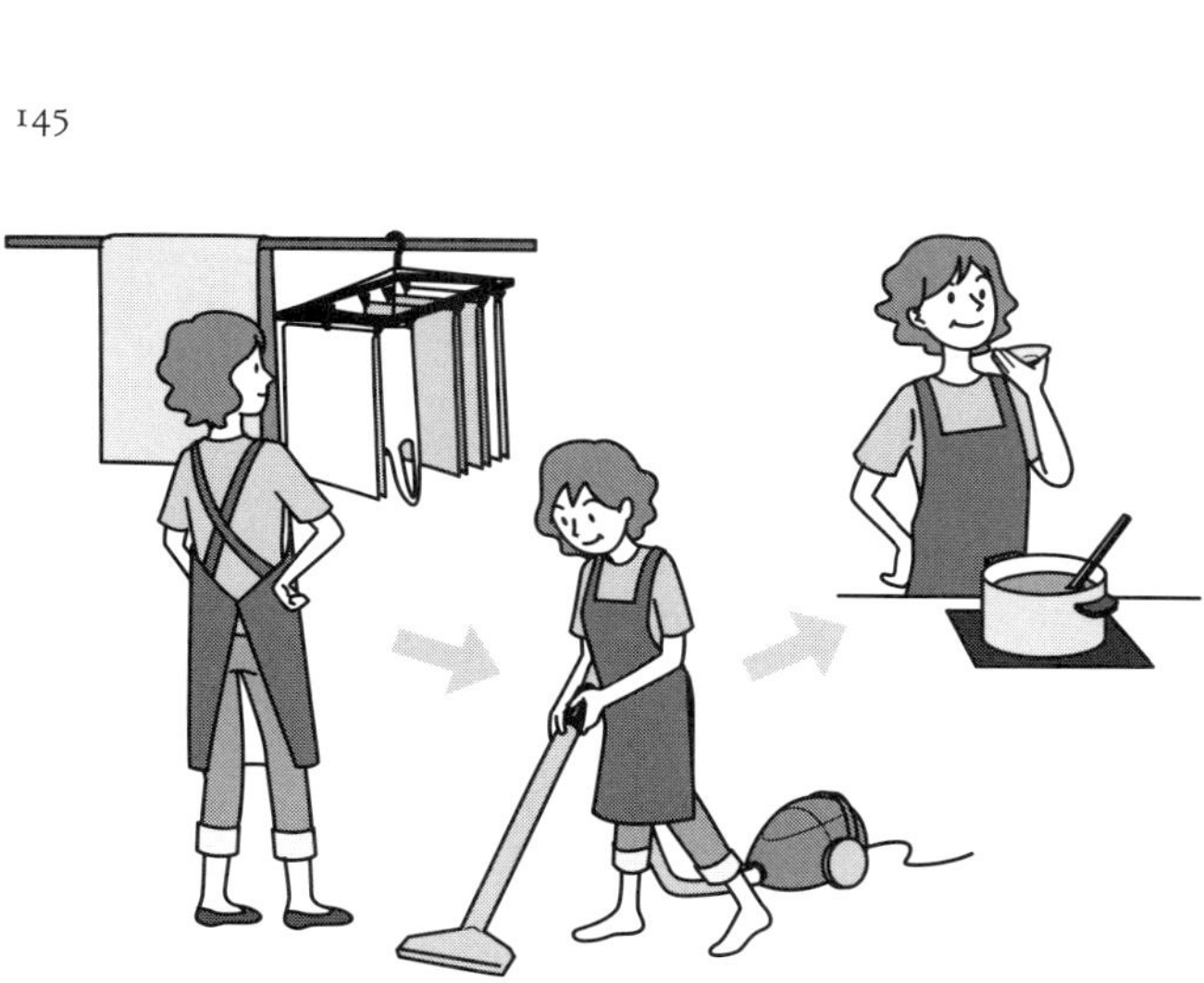

しなければならない作業は縦に並べて一つずつこなす

らない状況が、ときにあります。

料理をしているときは、頭は料理モードになっている。これを洗濯モードに切り替えるには、前頭葉の働きである「注意の切り替え」が必要です。この切り替えがうまくいかないと、「お年は？」「えーと、80です」「では、ご自宅はどこですか？」「80です」となってしまいます。

つまり、直前の頭の情報を打ち消すことができず、いつまでも残ってしまう「保続」という現象が起きてしまうのです。

健常者でも複数の作業を同時にこなすのは失敗につながりやすいでしょう。やるべきことを横に並べて、あれもこれもこなしていくのには、数倍の労力（脳力）を要します。

高次脳機能障害者には、しなければならな

い作業は縦に並べて一つずつこなしていくように、周囲が配慮しましょう。
何かしているときは、話しかけないといった配慮も必要でしょう。
どうしても同時にしなければならないときは、一つの作業が一段落したら、頭を休めるために休憩した後、次の作業に移るようにします。

③ゆったりとした時間をつくる

足の不自由な人が初めて病院に診察に訪れたとき、どこに原因があるのかを調べるために、歩いてもらうことがあります。歩行障害がとても軽微で、普通に歩いてもらうだけではわからないときは、速く歩いてもらうようにしています。すると、とたんに歩行障害が目立つので、その原因を調べるのが容易になります。

同じような現象は、高次脳機能障害にも起こります。失語症がある人は、速く話すこと、速く話されることが苦手です。遂行機能障害がある人は、短時間に計画を立てたり、判断を求められたりするのが苦手です。

脳に損傷があると、神経の情報伝達は迂回したり、健常者とはまったく異なる経路をとおらなくてはならず、情報処理に時間がかかるので、高次脳機能障害者それぞれの能力にあわせて「せかさない」「時間をかけて話を聞く」「ゆったりとした時間をつくる」などの配慮が必要です。

④記憶力を改善させるには

朝食のメニューを覚えていない、待ち合わせができないといった記憶障害に対し、どのように取り組めばよいのでしょうか。

リハビリテーションというと、記憶障害そのものをよくする訓練をさせたいと考えがちです。しかし、記憶力をアップさせようとドリルやパソコン、ゲームなどで訓練した結果、効果が見られたという報告は、世界を見渡しても残念ながらないようです。

記憶障害を補うには、手帳やスケジュール表などを使いこなせるようにすることが大切です。

私は、交通事故で脳挫傷となり、昨日何をしたのかまったく覚えていなかった人が、5年、10年と経つうちに、まだら状であっても日常生活に支障がないほどに記憶力が回復した例をたくさん見てきました。

その人たちに共通しているのは、発症当初に記憶ができないことに対し手帳を使う、スケジュール表を頼りにするなど、どんな手段を使ってでも、日常生活や社会生活に溶け込もうとしたことです。家事をこなすため、レジャーを楽しみたいから、仕事をしなければならないからと必要に迫られ、苦手な記憶の障害を悲観することなく、メモやスケジュール表などを必死で活用したのです。

そして、社会での実生活を営むこと、それ自身が記憶力の回復につながっていったのだと思います。

まずは、手帳やスケジュール表などの記憶障害を補う補助手段が活用できるかどうかを、数ヵ月にわたって繰り返し練習しましょう。

家族が、本人にメモをとることやスケジュール表に書き込みをすることを促し、少しずつ習慣化させるのです。

しかし、このような補助手段をどんな人も使いこなせるかというとそうではありません。使える人とうまく使えない人がいます。手帳を使った経験のない人、自分に記憶障害があるという自覚がない人は、使いこなせないかもしれません。

でも、手帳やメモが使えなくても、からだを使った記憶学習は可能です。前述しましたが、通常の記憶とからだを使った記憶は、脳のなかで担当する場所が異なります。朝食のメニューを覚えていない人でも、からだを使った記憶学習はできるのです。

その場合は、覚えるべき技術を限定し、一つひとつを訓練していきます。たとえば、パソコンの操作は決まったいくつかのボタンだけを押すことを覚える、駅から自宅までの1種類の道だけを覚えるようにするのです。

動作の習得は以前にもお話ししたように、できること、できないことを明確にし、少しずつ支援の手をはずしていくのです。通常、一つの日常動作や作業は連続した細かな動作の集合ですから、これらをまず順序どおりにバラバラに分解し、できること、できないことを区別するのです。

たとえば、洗濯するときは、

ⅰ衣服を洗濯機に入れる
ⅱ衣服の量が多すぎないか確認する
ⅲ洗剤を入れる
ⅳ洗濯終了時に終了音が鳴るかどうか確認する
ⅴ洗濯機のボタンを押す
ⅵ洗濯機から衣服を出す
ⅶ洗濯物を干す

と作業を分解し、表にします。

始めの1週間はⅰ〜ⅴまでを一緒にやり、ⅵとⅶを一人でやってもらいます。このとき、声かけを忘れないようにしてください。そして、できるようになったら、一人でやる部分を

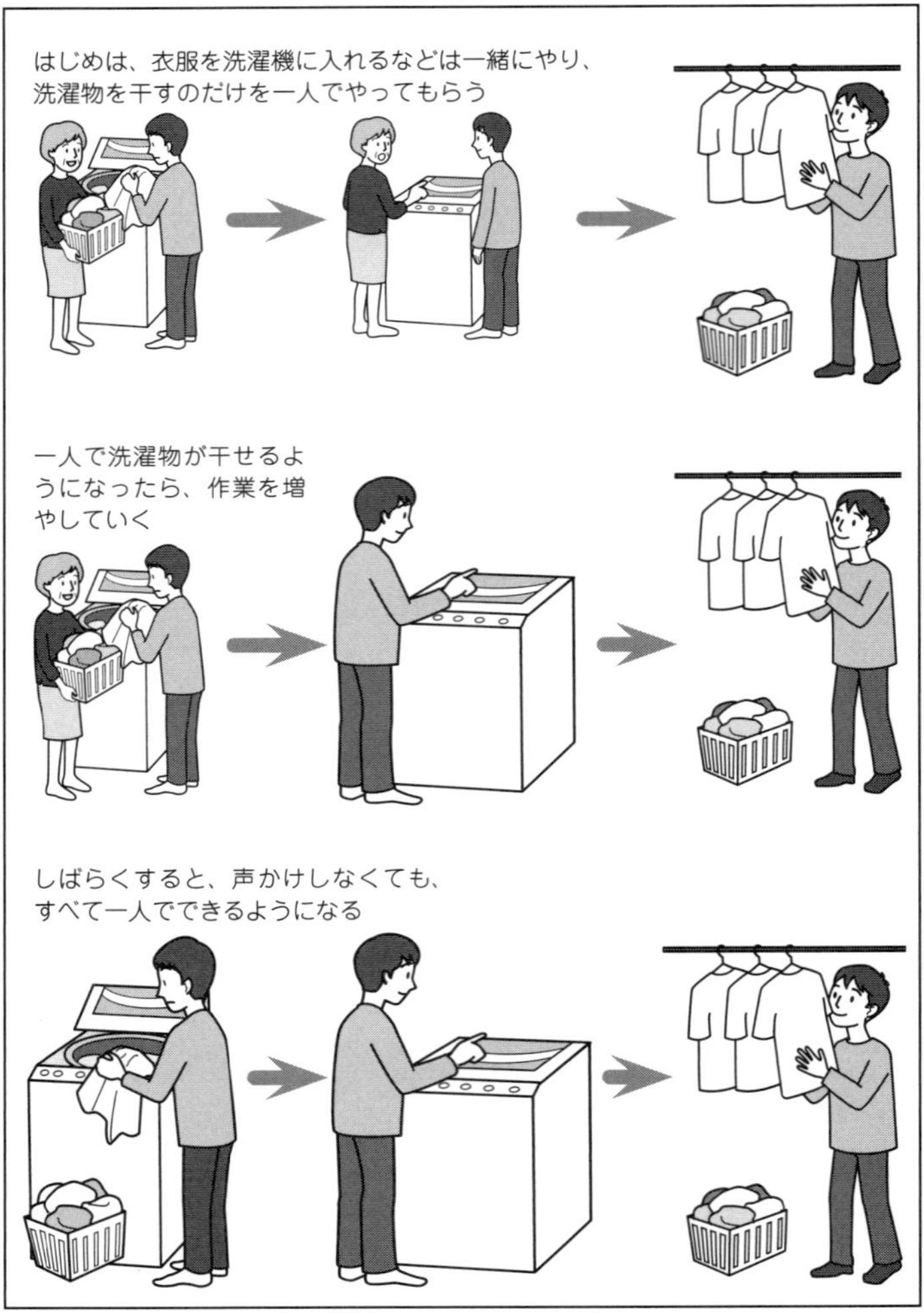
はじめは、衣服を洗濯機に入れるなどは一緒にやり、
洗濯物を干すのだけを一人でやってもらう
一人で洗濯物が干せるようになったら、作業を増やしていく
しばらくすると、声かけしなくても、
すべて一人でできるようになる

動作を習得させるには、一つずつできることを増やしていく

ⓥ、ⓘⓥ……と増やします。

この順序を逆にして、声かけをしてⓘとⓘⓘを一人でやってもらい、ⓘⓘⓘ以降は手伝い、できるようになったら、一人でやる部分をⓘⓘⓘ、ⓘⓥ……と増やしていく方法もあります。

繰り返し練習すると、次第に声かけも必要なくなり、さらに表を見ずに一人でできるようになっていく人が多いです。

⑤失敗のない学習が大切

記憶障害がある人には、「からだで覚える」方法は有効です。しかし、何かを覚えさせるときに、「これはこうするんだよ、この方法はいけないよ」と言葉で注意されても、海馬に傷害のある人は、その注意が覚えられません。そして、失敗を繰り返します。

なぜなら、からだで覚える記憶は小脳や基底核が担当しており、そこは傷害されていないので、最初に行った誤った動作をからだが覚えてしまい、それが定着してしまう可能性が高いからです。したがって、海馬に重篤な傷害がある人が新しい技術を教わるときは、「初めから失敗しないように、指導を受ける」ことが大切なのです。

これが、「失敗のない学習」です。

たとえば、自宅から福祉センターまでの道順を教えるとき、最初は付き添いが一緒ですが、付き添う人も道がよくわからずに、地図を見ながらウロウロし、「こっちではなかった」と言って、「あのスーパーを右に曲がるのが正しい道だ」などと言葉で修正しても、数分後にはその言葉を忘れ、一番初めに歩いた誤った道順だけが、からだの記憶として残ってしまい、同じ過ちを繰り返すのです。

この学習法は初めが肝心です。失敗しないように、手取り足取りの指導を行うことが大切なのです。

⑥忘れないようにさせる工夫

私は毎朝薬を飲まなくてはいけないのですが、どうしても忘れてしまいがちでした。一方、私には毎朝誰に言われなくても行う動作があります。それは、食後にコーヒーを飲むという習慣です。

そこで、コーヒーを飲むという動作と薬をくっつけて、薬を飲むことを忘れないように心がけました。「薬＋コーヒー」２つの動作をセットにしたのです。すると、薬を飲み忘れることはなくなりました。

このように、いつも行う行為や自分にとってプラスになる行為、あるいは好きな行為と忘れがちな行為を結びつけることは、誰もが生活のなかで工夫していることではないでしょうか。

外出時に定期券を持って出かけることを忘れてしまいがちなら、定期券は玄関付近にいつも置いておくような工夫をしていませんか。

2つの動作を連動させるというテクニックは、「望ましい行動」を引き出すときにも使われます。

ひきこもりがちで運動不足ならば、「朝のラジオ体操」や「スポーツセンターでの水泳」をしたら、その後に「一杯のコーヒー」をごほうびとしてつけるのです。タバコはてんかん発作のある人には有害ですが、一日のタバコの本数を半分に減らしたら、その夜はビールを一杯飲むことができるようにするのも一つの手です。

⑦失語症のリハビリ

思っている言葉がうまく話せない、言葉を言い間違える（「電車」と言おうとして「バス」と言ってしまう、「しんぶん」と言おうとして「きんぶん」と発音してしまうなど）、言葉に抑揚がなくなってしまう、早口で言われると理解できないといった失語症のさまざまな症状に対し、家庭ではどのようなリハビリテーションが有効でしょうか。

ⓘコミュニケーションの機会を増やす

言語のリハビリテーションに費やす時間とその効果は相関します。たくさん話す機会、聞く機会をつくることが大切です。

ⓘⓘ専門的な評価のもとに、その人その人の障害に応じて行う

失語症にも多くの症状があります。

言語のリハビリテーションは言語聴覚士による専門的な評価のもとに、その人その人の症状に応じて、発音を重視したリハビリテーション、聞く能力を重視したリハビリテーション、会話を重視したリハビリテーションのなかから取捨選択します。

ⓘⓘⓘボランティアによる指導でもリハビリテーションの効果がある

言語聴覚士のもとで訓練できないときは、専門的な評価を受けたときに、どのようにリハビリテーションをしたらよいか、指導をしてもらいましょう。プログラムがあれば、ボランティアの指導のもとで、家庭でも十分なリハビリテーションができます。

ⅳ言語を強制的に使用させる

ジェスチャーや絵カードなどを使用せず、言語を強制的に使用することやグループをつくっての会話訓練、コンピュータによる訓練なども効果があります。

⑧いつもと違うことはさせない

交通事故で1週間、昏睡状態が続いた山田雪絵さん（仮名・28歳・女性）は、事故から半年して自宅に退院しました。幸い手足の不自由はなく、家事も何とかこなせるようになったのですが、前頭葉に損傷があることが判明し、次のような症状がありました。

洗濯の合間に掃除をすることができない。でも、洗濯と掃除を別々にこなすことはできる。音楽を聴きながら、本を読むことができない。道が変わると迷ってしまい、帰れなくなる。朝と午後のスケジュールが変わると不機嫌になる。

これらの症状は、前頭葉の機能の一つである「注意の切り替え」の能力が低下したのが原因です。

脳は一つの作業を実行しているとき、脳に蓄積されているその作業に関する知識や手順をフル活用しています。料理をしているときならば、食材の内容から調味料を入れるタイミン

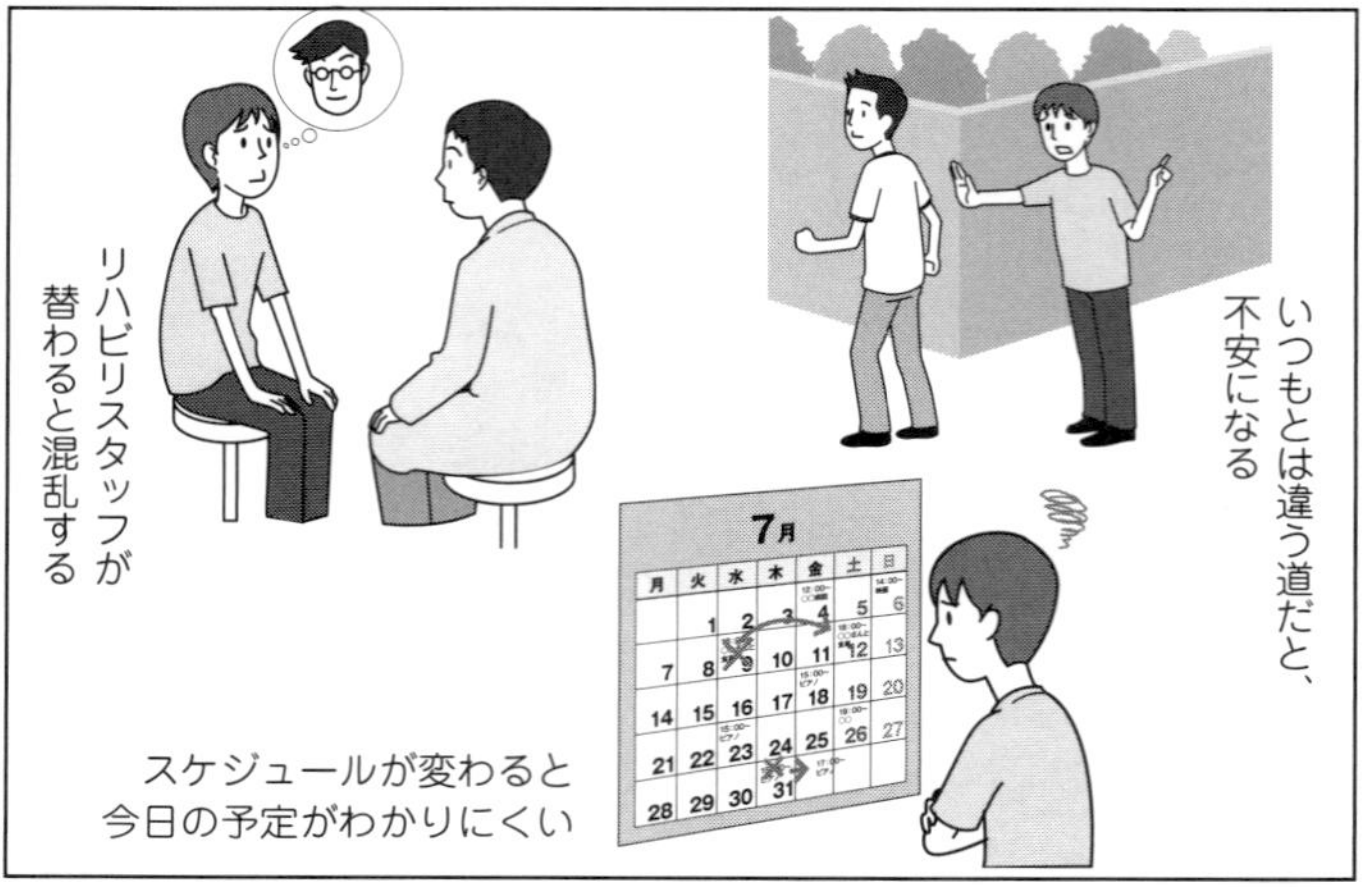
いつもとは違う道だと、不安になる
リハビリスタッフが替わると混乱する
7月
スケジュールが変わると今日の予定がわかりにくい

いつもと違うことに対応できなくて、混乱してしまう状況

グ、火力の調節など、うまく料理を仕上げようと、料理に集中しているのです。

しかし、その合間を縫って洗濯機に衣服を入れたり、スタートボタンを押したりという動作をするときは、料理とはまったく異なる知識や手順を駆使しなければなりません。思考を違う方向に変えなければならないのです。まっすぐに進んでいた船の舵を切り返すようなものです。この働きは、前頭葉が担っています。したがって、前頭葉に損傷がある場合、注意の切り替えが難しい。ゆえに、いつもどおりに行ってしまうのです。

山田さんの場合、洗濯に集中していると掃除のことをつい忘れて、そのままになってしまうのです。いつもと違う道をとおると、道が違うために集中できず、帰れなくなるので

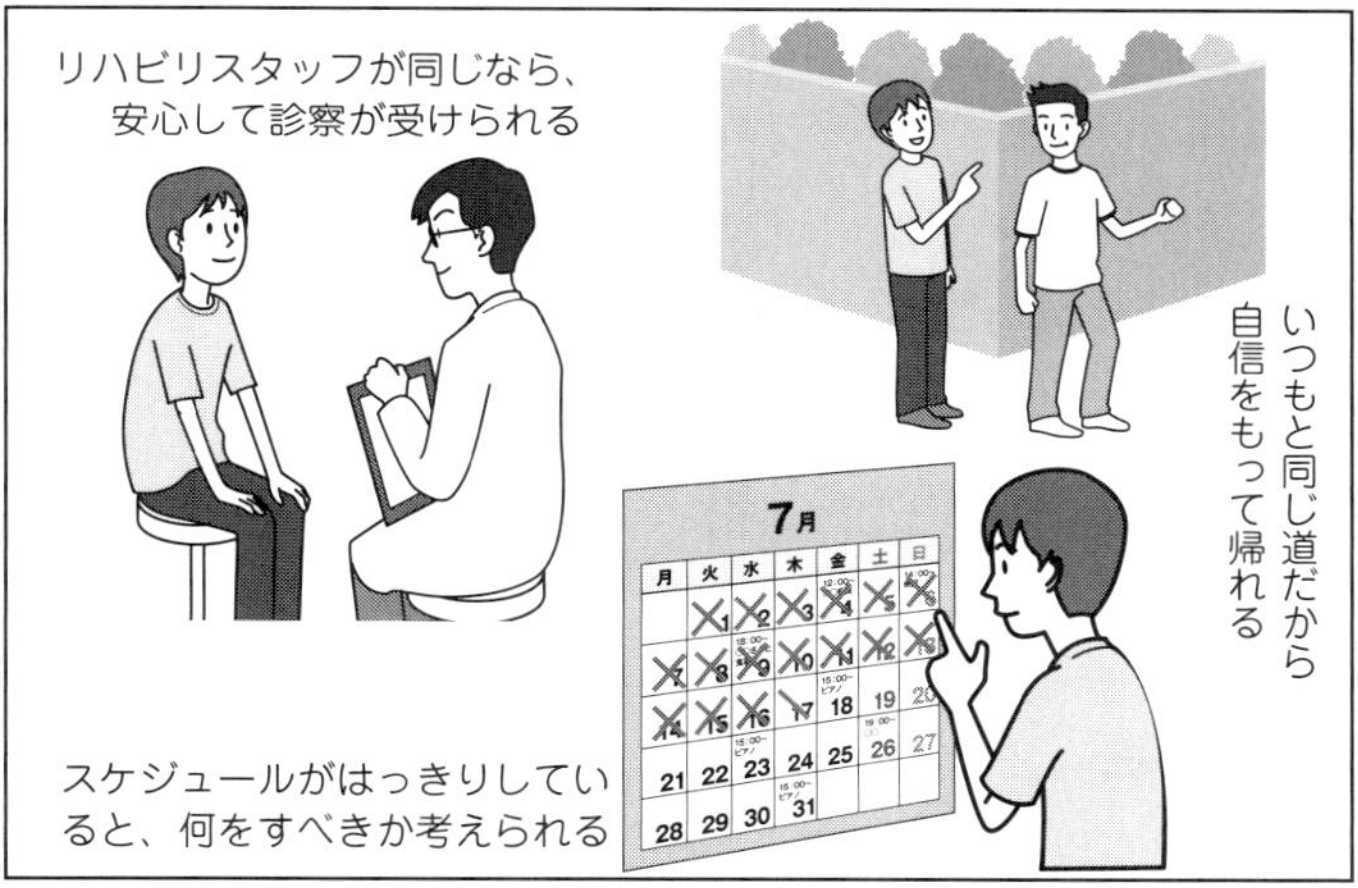
リハビリスタッフが同じなら、
安心して診察が受けられる
いつもと同じ道だから
自信をもって帰れる
スケジュールがはっきりしていると、何をすべきか考えられる
7月
月 火 水 木 金 土 日

いつもと同じで、安心して生活できる状況

す。スケジュールが変わったことにうまく対応できないため、不機嫌になるのです。

このような人に対する生活上の配慮は、前頭葉を使わないですむように切り替えをなるべくしないことです。洗濯と掃除は意識して一緒にやらないようにする、帰り道はいつも一定にしておく、毎日のスケジュールをめまぐるしく変えない、一度決めたスケジュールを急に変えない、リハビリテーションの現場で交流するセラピストやスタッフを頻繁に替えない、といった配慮です。

このような設定に、高次脳機能障害者は、安心を感じます。注意の切り替えがうまくできず、変化についていけない高次脳機能障害者には、イライラ、混乱、ひきこもり、拒否などの行動が表れるのです。

心の障害へのリハビリテーション

心の障害による問題が起きると家族は頭を抱えがちになります。心の障害は原因が明確化しにくいケースが多いのですが、家族はできるだけ原因を見つけることから始めてください。原因がわかると、本人の気持ちも理解できるようになり、本人も家族もラクになれます。

①家は安らげる場にする

自宅での振る舞いと外での振る舞いがまったく違う人がいます。外ではきちんと受け答えして、時間も正確なのに、自宅ではゴロゴロとして声をかけなければ風呂にも入らない人。病院では温和でやさしいのに、家族には荒々しく話したり暴力をふるう人。自宅では少しでも手が汚れると手洗いにこだわるのに、会社ではそのような症状がなくなる人……。

このような態度の違いに、唖然とする家族もいます。これらの症状に共通することは、自宅よりも外での行動や態度のほうがよいということです。

では、どうしてこのような現象が起きるのでしょうか。

一般に、外は体面を保つところ、自宅は心身ともに休まるところといえるでしょう。

それと同様に、高次脳機能障害者にとっても日中の社会生活は、健常者以上にかなりの緊張を強いられるのです。だからこそ、自宅は心身をほぐすところであり、自分の本音を話すことのできる場所なのだと思います。もしかしたら鬱積する感情を吐き出せる唯一の場所なのかもしれません。

私は家庭での生活態度の変化は、日中の規律正しい生活を支えるものと考え、さほど家族に迷惑をかけない限りは、大目に見てはどうかと考えています。

安らぎの場を提供できるのは、家族なのです。そのうえでこそ、リハビリテーションによる効果も期待できるのです。

②ひきこもり、暴力への対応法

心の障害には、やる気がない、ひきこもる、暴力や暴言、他人への気遣いがない、特定の事柄に過剰にこだわるなどのさまざまな行動の障害があります。

これらの共通点は「望ましくない行動」だということです。

では、「望ましい行動」とは何でしょうか。

やる気がある積極的な態度、さまざまな人との交流、やさしい言動、他人への気遣い、柔軟な姿勢……が挙げられます。心の障害がある人に、望ましい行動をいかに増やしていくか、これが社会生活を営むうえでの大きな課題となっています。

人間を含めてすべての生物は、ある行動をして、その結果がうまくいくと、同じ行動を繰り返すものです。

「おはようございます」と子どもが声をかけ、「元気だね〜、おはよう、気をつけてね」と近所のおじさんが答える。すると、明日も同じように子どもは「おはよう」の挨拶を繰り返すことでしょう。近視で本が読みにくいときに、メガネをかけたらよく見えるようになった。すると、いつもメガネをかけるようになります。

このように、〝A〟という行動をたまましたときに、〝B〟という「ほめられる」「楽しい」「いい気分になる」「便利になる」「報酬がある」などプラスになる結果があると、次も〝A〟という行動を起こすのです。これは、生物の行動パターンなのです。

望ましい行動を増やそうとするときには、〝A〟という望ましい行動が見られたら、本人にとってプラスになる〝B〟という結果をつけることが大切なのです。この方法は、〝A〟という行動は、「望ましいことなんだよ」「とってもいい行動なんだよ」とわかりやすく印をつけているのです。

少しでもいい行動があったら、「がんばったね」「よかったね」と即座にほめる、「ありがとう」とすぐに感謝の言葉を口にする、「楽しかったね」と笑顔で語りかける、「がんばっ

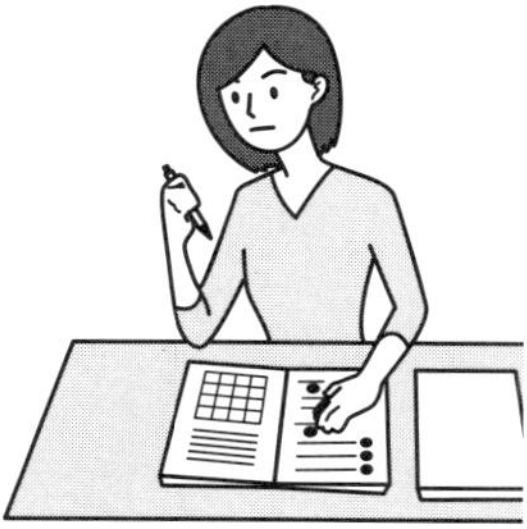

リハビリのドリルが終わったら、大好きなケーキを食べられる時間をつくる

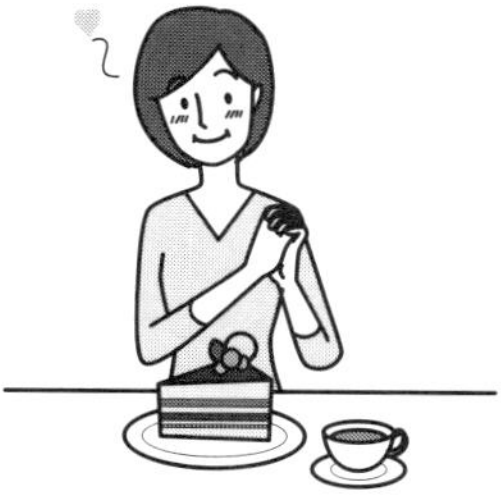

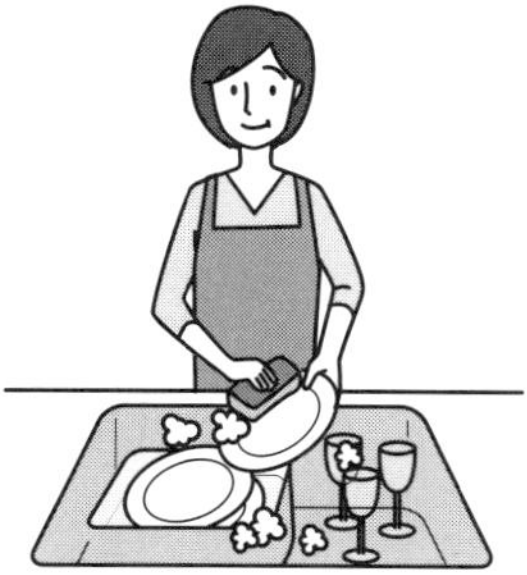

家事を手伝い終わったら、即座に感謝の言葉をかける

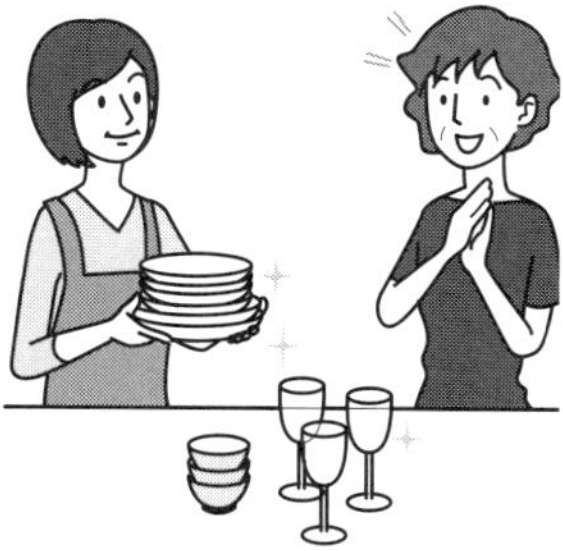

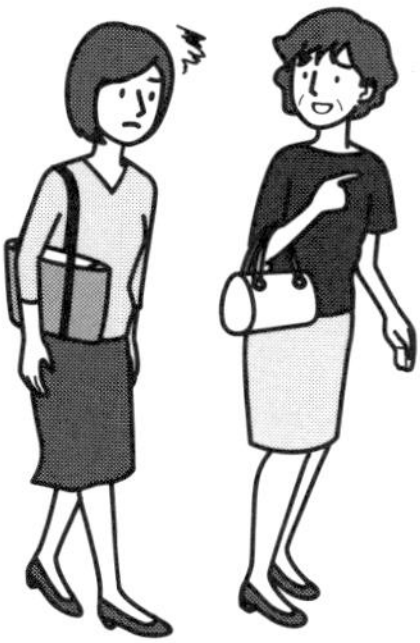

イヤイヤ外出しても、楽しい時間が過ごせたら、また外出するようになる

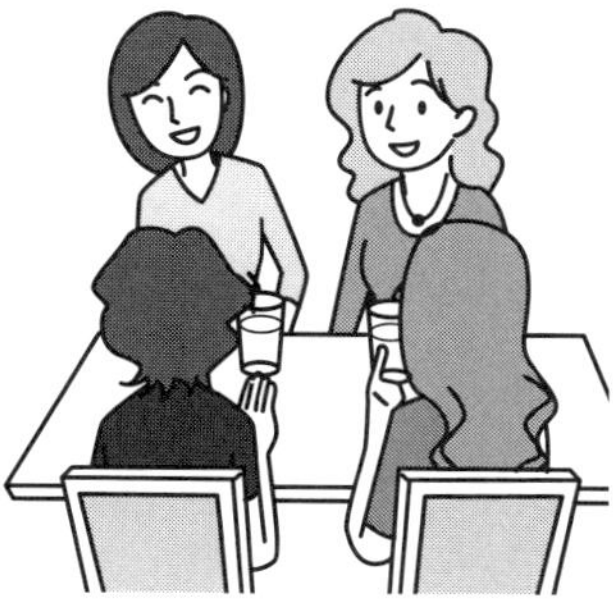

たから、お茶にしようか」とゆったりした時間をつくる、カラオケに行く、みんなでご飯を食べに行く……と楽しい時間を提供するなどの印をつけます。一生懸命に働いたことに対する「賃金」も、次回も働くことを促す強力な印となります。ただし、賃金はきちんとしたルールを設定しないと、徐々に慣れが生じて、金額がつりあがっていくことがあるので、注意してください。

ひきこもりがちだった人が、しぶしぶ患者・家族会が催しているハイキングに参加し、思いのほか楽しい時間を持てた。すると、再び患者・家族会に参加する可能性が高くなるでしょう。こうしたことがきっかけとなって活動範囲が少しずつ広がっていきます。

では、ひきこもり、暴言、暴力、自分勝手、強いこだわりなどの「望ましくない行動」にはどのように対処するとよいのでしょうか。

怒ったり、「そんなことをしていると、いつまでもよくならないぞ」と脅したり、見下したり、責めたりするのは、極力避けましょう。ついついこのような対応を家族はしてしまいがちなのですが、このような対応は双方の信頼関係が失われがちになり、不安感を増強させます。本人の大切なプライドをも傷つけ、敵意すら抱かせることにもなりかねません。

したがって、無視にとどめます。家族は、「そのような行動はよくないんだよ」と暗に伝えるにとどめるのです。

ただし、衝動的に興奮したり、暴力行為が見られたときは、無視するだけでは解決しないので、その場を即座に変える工夫をします。これは「タイムアウト」という対応法で、たとえば家族が部屋を出て本人を一人にするなどして、環境を変えるのです。

また、望ましくない行動が表れないように、その時間をほかの行動に置き換える工夫もしてみてください。たとえば、手洗い時に水を人にかけてしまう。その場合は叱るのではなく、水をかけなくてもすむようなほかの行動、すぐに手を拭く、手を拭いたらすぐに好きなコーヒーを飲む時間を設ける、手洗い中から楽しい話題を設けるなどの工夫をしてください。

自宅で何もすることがない毎日を過ごしていると、否定的で人を批判する言動が多くなる人がいます。そのような場合は、何か熱中できるものに時間を費やすようにします。

③没頭する人にはルールを設定

損傷のある脳は、一定の作業をこなすのに、たくさんの場所を活動させなければなりません。いつもなら限られた部分のみが働けばできた計算が、脳損傷によって違う場所、さらに広範な場所が働かなければならないという現象が明らかになってきました。

そのため、高次脳機能障害者の脳は「疲労」しやすいのです。疲労は、脳の機能を悪化させるので注意が必要です。

では、高次脳機能障害者は、脳の疲労をどのように訴えるでしょうか。

率直に「疲れた」とか、「眠い」「もうイヤだ」と言えるとわかりやすいのですが、そのような表現ができず、イライラした態度を見せたり、大声を出したり、急に立ち上がったりすることで、疲労を表現する人もいます。家族は本人に落ち着きがなくなったら、その疲労の原因を推測し、休息を長めにとったり、頻繁にとったり、作業内容を変えたりすることを考えましょう。

脳には疲労を感じたとき、「休みなさい」というアラーム信号が働く場所があります。もしも、その場所が傷ついているとしたら……。

一生懸命に仕事をこなしたり、無我夢中でゲームに没頭したりして、脳が疲れ、目が疲れても、アラーム信号がならないことになります。心身ともに衰弱しきるまで、作業をし続けることになります。何かに没頭して歯止めが利かなくなる人には、仕事やゲームをする時間のルールづくりや家族などの第三者の忠告がどうしても必要になります。

④家族のなかで役割をつくる

誰にも役割があります。家庭での役割、地域での役割、社会での役割……。

役割を持つことは、とかく面倒なことのように感じますが、じつはその役割が自分を育て、今の自分を奮起させているのではないでしょうか。「あの人のために生きよう」「仕事をしよう」「みんなが喜んでくれるからがんばろう」と。

高次脳機能障害者に限りませんが、役割を失ったときの自己の価値の喪失感は、生きる意欲、学習する意欲を、ときにそぐことがあります。「転ぶと危険だから何もしなくていいよ」「あなたには買い物はできない、お母さんがするから、あなたはしなくてもいいのよ」という家族の気持ちはよくわかります。

しかし、家庭のために役割を持ち、「私も働いている、みんなが喜んでいる」という気持ちを本人が少しでも持つことは、意欲を高め、社会参加のきっかけにもなるのではないでしょうか。

一方、「買い物に行ってよ」と家族が言っても、「そんなことはしたくない」という人もたくさんいます。

そういう人には無理にはさせません。できること、興味があることから始めるようにします。「CDを買ってくる」と言ったら、「ついでに今夜のおかずのじゃがいもを買ってきて」と頼むのです。そのときは、失敗や混乱がないように、具体的に「どこそこのお店のどこの売り場で、1袋ね、じゃがいもの種類はなんでもいいから」と紙に書いて渡すのです。そして、夕食のときにもう一度、じゃがいもを買ってきてもらったことを話題にする。すると、その人の役割が明確になるのです。

⑤なぜ誤った言動をするのかを知る

一日中自宅にいたのに、「あなたは今日、どこかに行きましたか？」と質問すると、「はい、近所の公園に行ってきました。桜がきれいでした」と平然と答える人がいます。

この人は嘘を言っているのでしょうか？

そんなことはありません。この人は心からそう思っているのです。これは、今日一日の記憶の空白を何らかの事柄で埋めて、平静な気持ちでいたいとする心の反応なのです。

私たちは、時間の流れとともに蓄積されていく記憶、その記憶があるからこそ、過去から現在に生きる自分を意識できるのです。それが、もしできなくなったら……。ぽつんと、いまに置き去りにされているようなものです。

「はい、近所の公園に行ってきました。桜がきれいでした」というのは、不安感やパニック状況を何とか回避しようとする心の反応です。このように答えることで、ラクになるのです。そして、本人はけっして嘘を言っているのではないのです。本気でそう思っているのです。

このような反応が見られる主な原因は記憶障害ですが、次に述べるような障害でも、脳はその欠損を何とか埋めようとして、誤った言葉や行動が出てしまうことがあります。

たとえば、失語症のなかでも言葉の理解が困難な人に、「今日はどのように過ごしていらっしゃったのですか?」と質問すると、「そうです、私は洋服をつくることが仕事なんです。とっても疲れるんです」と質問の内容にかみ合わない答えを返すことがあるのです。話しかけられていることはわかるので、何とか返答をしなければならないと思い、勝手に言葉をつないで文章にしてしまうことで、理解できないという欠損を埋めているのです。この場合も本人は本気で返答しているのです。

右脳の障害で完全な左片麻痺がある人に、「あなたの左手は動かないようですが……」と聞くと、「いいえ、動きますよ。ただ、私が動かそうとしていないだけです」とか、「いいえ、この手は兄貴の手ですから」などと返答することがあります。この場合も、手が動かないというパニック状況をそのまま受け止めたくない、できれば避けたいという心の反応で、このように答えてしまうのではないかと思います。本人は真剣に答えているのです。

平静でいたい、あるいは病気になっても変わっていないと思いたい心の反応として、本気で話をつくるのです。その心の反応を私たちは理解しておくべきだと思います。

⑥家族から離れない人には

脳を損傷した後、依存的な傾向が強くなる人がいます。健康なときは自分から積極的に出かけていた人でも、脳損傷を境に四六時中、配偶者や両親から離れようとしなくなることがあります。

それは、一緒でないと不安でしかたがないからなのです。

不安になる理由はさまざまです。いまの自分の居場所がわからない不安、人が突然訪ねてきたときにどうしたらいいのかわからない不安、薬を飲まなければならないのに、いつ服用していいのかわからない不安、することが何もない寂しさ、友人を失った寂しさ、自分の話や痛みを理解してくれる人が家族以外には誰もいないという孤独感などさまざまです。

不安が高まると、高次脳機能障害者は当然のように家族に依存してしまいます。そして、家族は本人を心配し、支援の手を差し延べ、本人は安堵する……。この循環を繰り返すとしたら、高次脳機能障害者は自立しにくくなるのではないでしょうか。家族も肉体的、精神的負担を感じるのではないでしょうか。

しかし、このような状況に対し、無理にその依存性を何とかしようとするのはよくありません。なぜなら、これは脳損傷によって起きた必然的な依存性だからです。そのことを周囲の人は理解し、本人も納得したうえで、家族とは違う時間を過ごせるように配慮します。

では、違う時間をどう過ごすようにしたらいいのでしょう。

それは、興味の持てそうなグループ活動やカルチャーセンターに通うといったことでいいのです。親戚の手伝い、農作業……、何でもいいのです。

私は、一日中、家族に依存していた高次脳機能障害者が、何らかのきっかけで家族以外の人と接触するようになったことで、家族も知らなかった社交的な一面をあらわにするようになった例を何度も見てきました。そのとき感じたことは、彼ら彼女らは依存的でありながら、じつは外の空気を求めているということでした。

⑦飲み過ぎの人への説得の仕方

健常者でもお酒の好きな人に禁酒せよというのは酷なことで、なかなかやめられるものではありません。まして、脳損傷によって論理的な思考が困難だったり、精神的にうつ気味となったり、社会的に認められにくくなっている人では、ますますアルコールに依存してしまうことがあります。

アルコールに依存してしまう人へ私が話す内容をいくつか記しましょう。もちろん、人によって話す内容は変わってきますが、参考にしてください。

ⅰアルコールは飲んでもいいと告げた後、血液データや健康面の話をし、量を減らすことを、まず目標にする。

ⅱ飲まない日を決め、それが守れたらアルコールチェック表やカレンダーなどに○印をつけ、○が5つになったら一日はアルコールを許可する。

ⅲアルコールは痙攣《けいれん》を誘発しやすいという事実を説明する。

ⅳ同じような境遇の人が、アルコールをやめたことで痙攣がなくなり、就職することができたという事実を紹介する。とくに知り合いで同じような例があると効果的。

⑧薬の管理をできるようにする

いままで「知的な障害」と「心の障害」に分けて説明してきました。しかし、この2つが絡み合っている症状もたくさんあります。たとえば、「薬を自分で決められた時刻に飲むことができない」という症状がそれです。このようなときはどうしたらよいのか。対応について考えてみましょう。


まず、時間どおりに飲めない理由をいくつか推測してみます。

ⅰついつい薬を飲むことを忘れてしまう？

ⅱ生活全般に対してやる気（意欲）が起きない？

ⅲ薬を飲みたくない？
ⅳ薬は効果がないと思っている？
ⅴ薬がきらい？　病院がきらい？

このようにさまざまな原因が考えられます。それぞれについて、私の経験をもとに対応方法を列記してみます。

ⅰは、記憶障害です。

薬の重要性はわかっているのに忘れてしまうのです。アラームを鳴らすなどの手段もありますが、現実的ではありません。薬は食後に内服する場合がほとんどなので、食事と薬をセットにするという方法で忘れないようになった人がいます。たとえば、箸の横にはいつも薬を置くという習慣を身につけるのです。また、この章の「忘れないようにさせる工夫」で紹介したように、楽しい習慣を服薬の後に行うようにするのも効果があります。たとえば、服薬するとコーヒーが飲めるようにするなどです。

ⅱは、自発性の低下です。

服薬以外にも一人ではできない動作がありませんか？　この場合は、興味のあることでかまいませんので、まずは意欲的に取り組めることを一つ見つけます。一つ、二つと積極的な行為が出始めると、いずれは服薬できるようになるのです。

ⅲ〜ⅴは薬に対する不信感や恐怖感が根底にあるからかもしれません。医師から多くの副作用を聞かされていると怖くなるのも当然です。つらい思いをした病院への恐怖心が根底にあるかもしれません。医師が信じられないこともあります。このようなときは、信頼できる人の話を聞くといいでしょう。「僕も同じ薬を飲んでいるよ。おかげで、痙攣が起きなくなったよ」と聞けば、飲んでみようかなという気持ちになるかもしれません。人によっては、薬剤の効果に関する詳細なデータがほしいという人もいます。その場合は、医師や薬剤師からデータを文書でもらって説明を受けられるようにします。

⑨症状が悪化しているとき

病気や事故から順調な回復を見せていたのに、急に騒ぎ出したり、リハビリテーションを拒否したり、元気がなくなってきたりして、家族は症状が悪くなっているのではないかと心配することがあります。

しかし、脳梗塞、脳出血、くも膜下出血などの脳卒中や脳外傷などの疾患では、発症当初から数時間のあいだが一番病状が悪く、以後は脳内の病巣がさらに悪化するということは、通常ありません。たとえ、薄紙をはぐような速度であっても、回復の道をたどるのが一般の経過です。

原因となる病気が、パーキンソン病や脊髄《せきずい》小脳《しょうのう》変性症《へんせいしょう》などのいわゆる変性疾患（徐々に機能が衰えていく疾患）や成長の速い脳腫瘍、あるいは頭に水がたまる水頭症の併発でない限り、病気自身が悪化することは、再発がない限りありえないのです。再発であるかどうかは、医師による精査が必要です。

病気の再発ではなかったのに症状が悪化したように見えるのならば、何らかの精神的な要因があるのではないかと推測します。リハビリテーションをがんばっているのに思うようによくならない、友人の数が減ってしまった、生きがいが感じられない……。

原因は、人間関係が悪化したなどの失望感や自分の無力感、怒りなどであることが多いのです。

⑩自分の障害を理解する

注意が行き届かないために、目の前の左半分のおかずを残してしまう人がいます。おかずがあるとわかっているのに、つい気づかずに残してしまうのです。病気をしたあとに怒りっぽくなったのに、自分では「そのようなことはない」と言う人もいます。

このように、自分の障害に気づかない、自覚できないという症状が、高次脳機能障害のなかにあります。これは、ひと言で言うと「病識の低下」です。

病識の低下は、リハビリテーションを進めるうえでも家庭や社会で生活するうえでも、大きな阻害要因になります。なぜなら、「私はリハビリテーションなんて必要ない」「手は私が動かそうとしないだけだから問題ない」と言い張るので、リハビリテーションが一向に進まないからです。また、「そんな話は聞いていない」「僕が悪いんじゃない、会社が悪いんだ」と言って自分のミスを認めようとしないので、職場や学校でどうしても問題になってしまうのです。

そのため病識の低下は、家族をはじめ周囲の人の悩みの種になることも少なくありません。そして、家族はできないことを気づかせようと躍起になってしまい、本人も家族もヘトヘトになってしまいます。

ただし、この症状は障害のすべてに対して自覚が低下するということではないようです。手足の麻痺や目が見えにくいなどのからだの障害には気づく人が多いです。病気後、麻痺したことが受け入れられなくても、実生活において不便なので、時間が経つと気づくようになり、できないことを補うために、杖や車いす、足の装具を使うようになります。

しかし、記憶障害や空間の無視などの知的な障害となると、自覚できない人が増えてきます。怒りっぽくなったとか、自分から何もしないといった心の障害となると、それ以上に自覚することが困難になってくるといわれています。

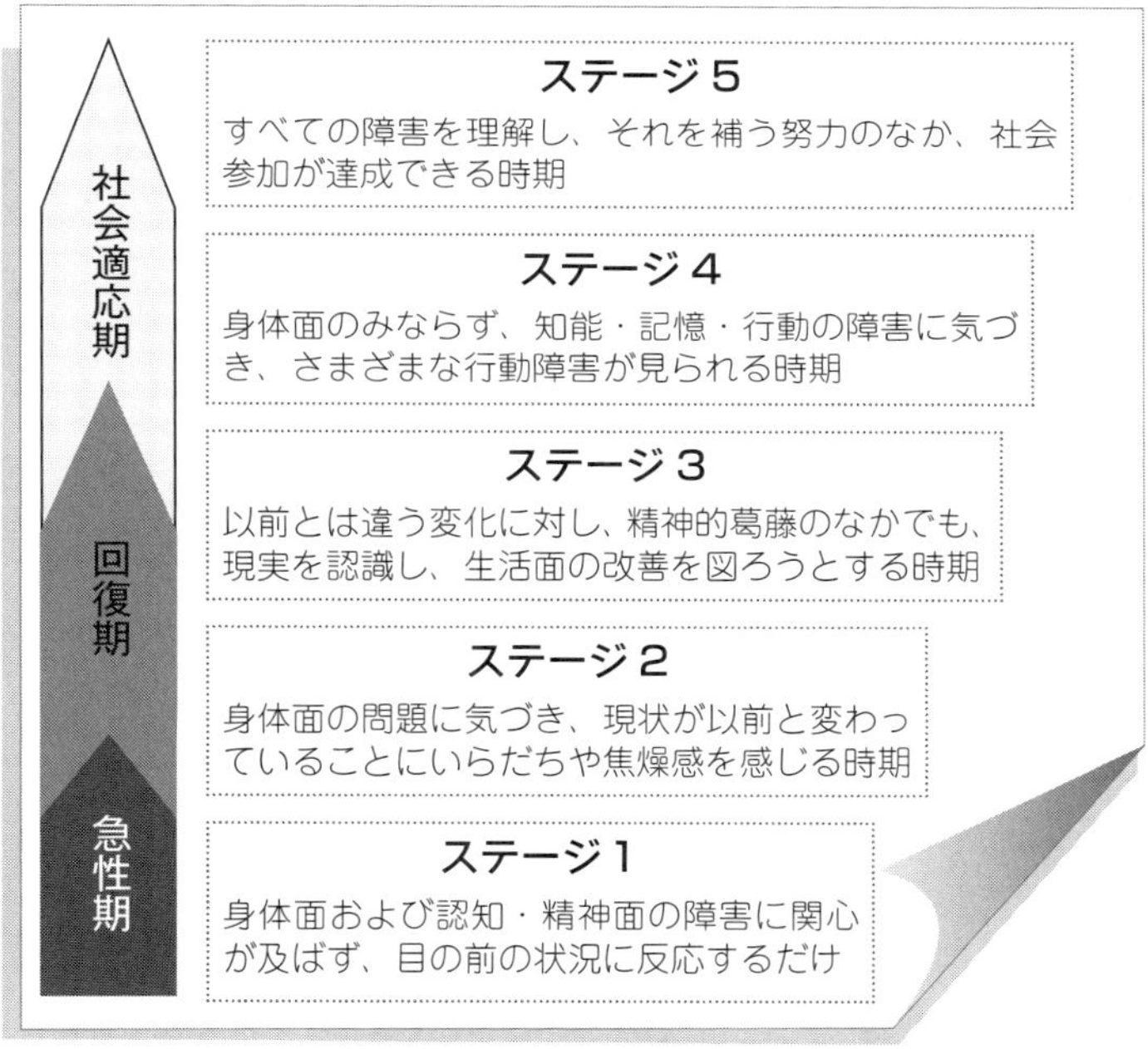
社会適応期
回復期
急性期
ステージ5
すべての障害を理解し、それを補う努力のなか、社会参加が達成できる時期
ステージ4
身体面のみならず、知能・記憶・行動の障害に気づき、さまざまな行動障害が見られる時期
ステージ3
以前とは違う変化に対し、精神的葛藤のなかでも、現実を認識し、生活面の改善を図ろうとする時期
ステージ2
身体面の問題に気づき、現状が以前と変わっていることにいらだちや焦燥感を感じる時期
ステージ1
身体面および認知・精神面の障害に関心が及ばず、目の前の状況に反応するだけ

図8　障害に対する自己認識の成長

北海道で精神や身体に障害がある人々の小規模通所授産施設に力を尽くしてこられた向谷地《むかいやち》生良《いくよし》さんが、精神障害者が積極的に社会参加に至る道筋を5つのステージに分類しています。図8は、そのステージ分類を参考に、高次脳機能障害者の急性期から社会参加にいたる道筋を私がまとめたものです。

高次脳機能障害者は、すべてに無関心の時期（ステージ1）、身体面の問題に気づき、それに対する葛藤の時期（ステージ2）、以前の自分とは違うことに気づく時期（ステージ3）、それに葛藤し、ともすると行動障害が表れる時期（ステージ4）、そして最後に自分自身の能力を知る時期（ステージ5）を経て、社会に戻っていくのです。高次脳機能障害者は、これらのステージを互いに重複しながらも、社会参加に向けて、一歩一歩成長していくように感じます。

障害への認識とは、たんに「私は記憶力が悪い」と知っているだけでは不十分なのです。できないことを理解し、自分で「メモをとろう」として補うなど、実生活に活かされていなければいけません。そのために、実生活でのリハビリテーションが重要となってくるのです。

第五章　地域で生活する

悠々自適な生活を送っていたのに

青木靖彦さん（仮名）は企業の管理職を最後に定年を迎え、その後、ゴルフなど悠々自適な生活を送っていました。ところが65歳のとき、自転車で走行中に道路から飛び出してきたトラックに突き飛ばされ、脳外傷を受けました。

事故直後は呼んでも目を開けず、救急病院へ搬送され、頭蓋内にできた血腫が右前頭葉、右側頭葉を圧迫していることがわかり、緊急手術が行われました。

約2週間後には奥様の顔がわかるまでに意識は回復し、さらに、入院2ヵ月で自分で食事がとれるようになり、歩けるようにもなりました。しかし、青木さんは注意が散漫で、奥様から次の行動を指示されなくては何かを始めることができませんでした。歯磨きも入浴もすべて奥様の介助を必要としたのです。青木さんは奥様とともに自宅でひきこもりがちな生活となりました。

青木さんを診《み》た私は、地域の福祉施設を利用して、人との交流を重ねることが大切だと判断しました。まずは、ふらつきなどの失調症状、両手足に軽い麻痺があることから身体障害者手帳の交付を申請しました。障害者手帳の取得により、青木さんは障害者用の地域のプールや、支援費制度、デイサービスが利用できるようになったのです。青木さんの出かける場所ができ、奥様の肉体的、精神的負担も軽減されました。

また、青木さんは、奥様の勧めで地域の患者・家族会に参加しました。しかし、その会は若者が多く、計算ドリルや工作、音楽療法、ピクニックなどの活動は肌にあわなかったようで、徐々に会の活動には参加しなくなりました。

あるとき、障害者福祉センターから青木さんに、障害児を対象にした紙芝居を手伝ってくれないかというお話がありました。そこで、青木さんは、奥様とともに挑戦することにしたのです。私が見学に行ってみると……。

私の外来診察では、悲観的で涙すら流してしまう青木さんが、紙芝居の演者となると、とたんに笑顔がこぼれ、子どもたちにやさしい言葉をかけるのです。私はその様子にとても驚きました。青木さんは毎週の紙芝居を楽しみにし、子どもたちも青木さんがくるのを楽しみにしているようでした。

私は、青木さんには青木さんの生き方があったのだと感じました。青木さんが、紙芝居をしている、その生き生きとした笑顔を忘れることができません。

青木さんにあわなかった地域の患者・家族会の活動に無理やりに参加を促しても意味はありません。その人その人の生き方や好みを大切にした支援が必要なのです。青木さんはいまでは週に2～3回、紙芝居をこなしているそうです。

社会のなかで生きる技術を磨く

病気や事故による後遺症で以前のような生活が送れなくなると、家庭にひきこもりがちとなる人が少なくありません。その原因には、

①いまの自分にできる仕事がない
②道に迷う、人とトラブルになるなどの理由で、一人で外出ができない
③リハビリテーションを行う場所がない
④福祉施設やデイサービスなどはあっても、自分に適した場所がない

などがあるようです。

私は、家庭に戻ったら、社会のなかで生き抜いていく技術を磨くことこそが、高次脳機能障害に対する効果的なリハビリテーションだと考えています。急性期治療のあとに、幸いにも家庭に戻ることができ、いよいよ社会参加の準備段階に入ったならば「社会を利用した」リハビリテーションが始まると考えるのがよいと思います。①〜④のような問題点はありますが、まずは何らかのきっかけをつくり、社会との接点を見つけ出す努力を始めます。

でも、どのようにして見つけ出したらいいのでしょうか。

生活するうえで困ったときに利用できる各種施設・制度、知識や技術を持つ個人・集団な

どを「社会資源」といいます。

突然に病気や事故になった人の家族に、社会資源に対する十分な知識があるはずがありません。障害者手帳はもらえるのか、どういう手続きが必要なのか、経済的な支援はしてもらえるのか、リハビリテーションは今後どこで受けられるのか、就労は支援してもらえるのか、介護をサポートしてくれるのか……。家族の負担を最小限にするために、こうした社会資源を取捨選択しながら利用しなければなりません。

まずは、病院内の医療ソーシャルワーカー、そして市区町村の障害福祉課を訪ねて、地域で行われている障害者向けの施設、催し、サークル、作業所、職業訓練施設などの情報を入手しましょう。各種の患者・家族会を訪ねたりするのも一つの方法です。

社会参加への第一歩を踏み出す

家庭での生活が始まる前に、地域周辺にどのような支援機関や相談窓口があるのかを知っておかなくてはなりません。図9（182ページ）は、東京都の高次脳機能障害者支援ネットワークのイメージ図です。

自宅での生活が始まった高次脳機能障害者およびその家族からよく聞く声は、以下のようなものです。

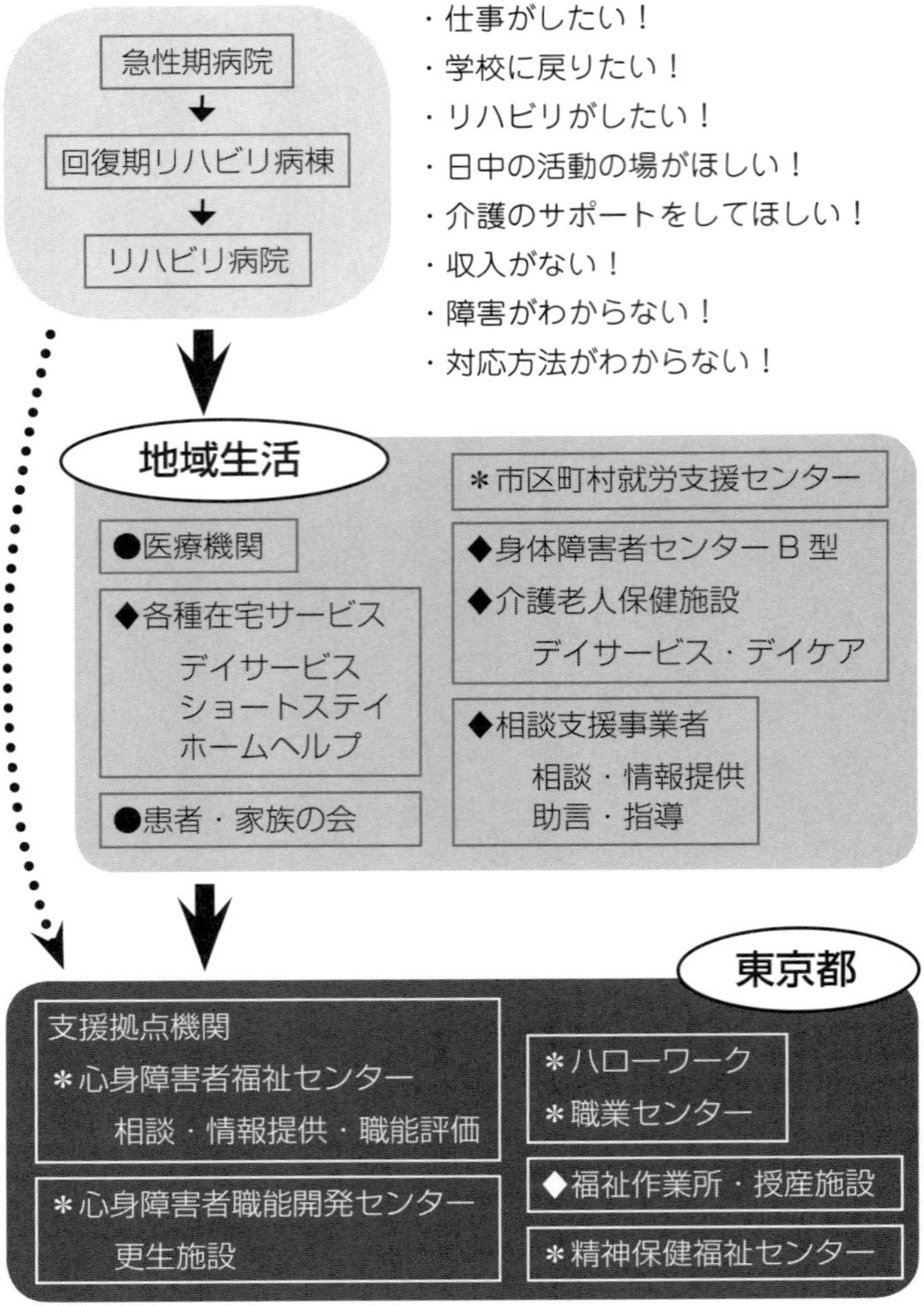

図９　東京都の地域ネットワークのイメージ

①リハビリテーションの機会がほしい
②働くための支援をしてほしい
③身体介護（食事や整容、入浴など）を手伝ってほしい
④日中過ごせる場所がほしい
⑤外出を手伝ってほしい
⑥経済的支援がほしい

この答えをこのイメージ図のなかに見出すことが理想の地域支援の姿です。

しかし、各地域で、高次脳機能障害者のために利用できるサービスや施設は、まだ限られているのが現実でしょう。それでも、地域のさまざまな情報を収集して、それらをリハビリテーションのために利用することが社会参加の一歩であり、そのことにより高次脳機能障害そのものも軽減されていきます。

また、地域参加する場所は福祉分野だけではありません。能力や興味に合わせて、一般向けのカルチャーセンターや専門学校などを利用する人もいます。一般向けの施設では障害への理解がなくて、人間関係に悩むこともあるでしょう。授業についていけなくて、挫折することもあるかもしれません。

高次脳機能障害になったあと、介護福祉士を目指して専門学校に通い始めた人がいまし

た。彼女は進級できず、何度も留年しながらも4年間がんばって専門学校へ通い続けました。そこではじめて、はたと自分の障害の状況を認識し、違う職業に転向したのです。はたして彼女はムダな時間を過ごしたのでしょうか。

私は、この4年間は彼女にとって自分の能力を知るよい機会になったのだと思います。時間はかかったかもしれないけれど、決してムダではなかったのです。

「仕事をするんだ」と怒る夫

藤原雅彦さん（仮名）は、長年、パソコン関連の会社で働き、定年間近の58歳のときにくも膜下出血で倒れました。

幸いにも早期の外科手術で命は助かり、1ヵ月の入院で歩けるようになり、トイレも自立したので自宅に退院となりました。しかし、藤原さんには「昨日、何をしたのか覚えていない」という記憶障害、「今日、何をしたらいいのかわからない」という自発性の低下や遂行機能障害が残りました。

そこで、奥様は藤原さんが地域のデイサービスに通えるようにしました。しかし、藤原さんは1日利用しただけで、「オレは仕事をするんだ」と怒りだし、「デイサービスなんかには行かない」と言って、その後行かなくなりました。奥様は「少しでもいい刺激を」と思ってデイサービスを利用できるようにしたのですが、藤原さんにはその内容が向いていなかったのです。むしろ、会社員として仕事をもう一度したかったのです。藤原さんはいらだち、奥様にあたるようになりました。

さて、どうしたらよいでしょうか。

藤原さんのイライラは、誰もが共感できると思います。58歳の藤原さんには長年働いてきたプライドがあり、仕事をもう一度したいという思いがありました。そして、自分の能力が低下していることがわからず、仕事に戻れると思っていたのです。

私は、藤原さんがいままで歩んできた生活スタイルになるべく近い道を、病気のあとも歩んでもらえるようにしたほうがよいと考えました。

もちろん、同じ仕事をこなすのは困難でしょう。会社に戻るのも困難かもしれません。しかし、パソコン関連の仕事に従事していたのなら、パソコンに関連する作業に自宅やデイサービスでチャレンジするのです。協力が得られるのなら、リハビリテーションの一環として、もとの会社に仕事をお願いしてもらってくるのもよいでしょう。いままでプライドを持ってこなしてきた作業は受け入れやすい内容です。

藤原さんが自宅でのこのような作業を行うことで、期待できることが2つあります。

一つは、自分の障害に少しでも気づくということです。同じような作業をしてみると、

「以前にできたことができなくなった」ことに気づきます。自分の能力を自ずと知ることになるのです。障害に気がつく。これは、家族が「あなたはできなくなったのよ」と諭して気がつくものではありません。

また、いくら家族が諭しても、本人は納得できるものではありません。自分で気づくことが大切です。ここから次のステップに進むのです。

もう一つは、藤原さんにとって自分の求める作業に取り組むことで、イライラ感や奥様にあたるといった態度が改善する可能性です。不本意と感じたデイサービスの活動では夢中にはなれません。これは誰もが想像がつくのではないでしょうか。

何か熱中できるものが見つかると、スッと態度が変わる人もいるのです。

家族は、自分で自分をケアする

藤原さんのような状況になってしまったら、家族の苦労は相当なものです。藤原さんを支える家族は奥様だけでした。

もし、ほかに同居している人がいるのならば、その苦労を分かち合うことができるでしょう。でも、本人と二人暮らしの場合、介護者がすべてを一人で処理しなければなりません。このような状況のとき、けっして一人で抱え込まないでください。また、同居している家族がいても、家族だけでがんばって介護を背負わないようにしてください。

無理をすると必ずどこかで破綻《はたん》が生じます。

ケアマネジャーや訪問看護職、訪問介護職などの第三者の支援を受けることが大切です。さらに、数ヵ月に一度はショートステイを利用し、家族がラクになれる日を設けましょう。また、親類、子ども宅へ滞在できる日などがあると、一人で介護する配偶者にとっては安心するものです。また、家族会で気持ちを吐き出すと、ラクになることもあります。

ぜひ、悩みの相談にのってもらえる窓口や患者・家族会、医療・福祉スタッフなどの利用を考えてください。

信念は「高次脳機能障害はよくなる」

病院での治療やリハビリテーションが終わったあと、すんなりと学校や職場へ社会復帰できればよいのですが、社会復帰が困難な人がたくさんいます。

東京レインボー倶楽部は「高次脳機能障害はよくなる」という信念からスタートした、高次脳機能障害者と家族、そしてボランティアで構成されたグループです。

東京都調布市周辺の地域と関連を持ちながら、情報交換のみならず、週2～3回、地域の福祉施設を利用して、さまざまなリハビリテーションメニューを行っています。常時、参加

日曜日	火曜日	金曜日
●家族会 家族間、患者間、家族・スタッフ間の話し合い、反省、医療相談 ●レクリエーション ハイキング、旅行 ●慰問演奏 ●調布市サークル活動発表会 ●講演会	●料理教室 指導者：料理専門家 ●音楽療法 指導者：音楽療法士 ●認知訓練 ドリル学習 指導者：公文教師、家族	●卓球教室 指導者：体育指導者 ●編み物教室・工作教室 指導者：ボランティア ●社会生活技能訓練 担当：渡邉 ●医療・リハビリ相談 担当：渡邉

図10　東京レインボー倶楽部のプログラム

するメンバーは、脳外傷や脳卒中、脳動静脈奇形などを患った20〜60代までの高次脳機能障害者とその家族です。

図10は、ある一時期のスケジュールです。なぜ、ある一時期かというと、メンバーの好みやニーズ、能力の向上の度合い、ボランティアの都合などで訓練メニューは変わってくるからです。それでは東京レインボー倶楽部の活動を紹介しましょう。

①社会生活技能訓練

私をリーダーとして、生活のなかのさまざまな場面を想定し、以下のようなロールプレイや意見交換を行います。

・自己紹介

自分や他人を紹介する訓練です。自己主

張の場にもなります。

・ロールプレイ

生活のなかの困った状況、たとえば借りた本を破ってしまったときどうするのかを寸劇にし、対応法を考えます。

・発表

自分の長所や欠点、日常のイヤなことを発表しあい、メンバー全員で対応を考えます。

・話し合い

それぞれがもつ障害について困ってしまうときのことを詳しく発表し、メンバー全員でそういうときはどのようにしたらよいのか具体的な方法を考えます。

・自己診断検査

性格検査や現在の気分の自己診断などを行い、自分の状況をほかのメンバーに説明したり、ほかのメンバーと検査結果を比較し、自分の状況を改めて考える機会をつくります。

②卓球教室

専門の先生の指導による卓球教室を開催しています。専門の先生に指導してもらうと場が引き締まり、効率よく上達し、やる気につながります。

③料理教室

料理はもっとも人気のある訓練です。献立を決めることから買い出し、調理までを、インストラクターや家族の指導により分担して行います。献立の立案、買い出しには計画性や遂行機能が、メンバー全員で料理をつくるというのには協調性、調理には注意・集中力などが求められます。そして、できた料理を参加者全員でわいわい食べるのも楽しみの一つです。

④編み物教室・工作教室

この教室も専門の先生の指導のもと行っています。料理が好きな人、編み物が好きな人、工作が好きな人とさまざまなため、いろいろなことができる教室を開催しています。

⑤認知訓練（ドリル学習）

四則計算からクロスワードパズルまで、さまざまなドリルに取り組んでいます。メンバーにはそれぞれ得意分野があります。計算ドリルや漢字ドリルばかりではなく、クロスワードパズルや間違い探しをしてみると、計算ドリルでは元気のなかった人がとたんに能力を発揮し、トップに躍り出ることがあります。ほかのメンバーから「へえー、すごいね」と賞賛を浴びることもあり、次の意欲につながるのです。

⑥レクリエーション（ハイキング・旅行など）

高次脳機能障害者への取り組みをしている地域（仙台や愛知）に旅行を兼ねて見学に行ったことが何度かありました。また、カラオケや博物館めぐり、温泉旅行、バーベキューといったレクリエーションを企画し、楽しむ時間を設けています。レクリエーションはグループ活動のなかでは非常に大切です。

⑦音楽療法

音楽療法士に参加してもらい、合唱、合奏、慰問演奏などを行います。

⑧講演会

高次脳機能障害をテーマにした講演会、シンポジウムを開催します。

⑨アルバイト

定期的に清掃などのアルバイトをしています。フリーマーケットへの出品も行いました。

東京レインボー倶楽部の方針は、このような活動のなかから自分がしたいことをメンバー自身が取捨選択し、好きなメニューにのみ参加するというスタイルです。参加したメンバーのドリルの成績や卓球の腕前も確実に伸びます。生活にリズムができ、社会参加の機会も増えました。その結果、就職につながった人もいます。

これらの活動をとおして、メンバーには安心感や達成感、団結感が生まれてきました。高次脳機能障害者のなかには、自分の能力を理解することが苦手な人がいますが、グループという小集団での活動は、お互いの能力を知り合い、補い合うという場であり、それは自分の能力を知ることにもつながっていったと感じています。

東京レインボー倶楽部の設立当初から参加している重度の脳外傷を患われた67歳の男性の奥様の手記です。

「家族も含め、居心地のよいグループで不安や不満をもつことがなく、卓球はとくに楽しんでいます。みんなと課題をすること、してきたことが、徐々に自発性を促すきっかけになっていると思います。ここ1年くらいで仲間意識が生まれてきました。すると、グループの人への気配りが出てきました。無理なく、みんなと一緒に活動することで、生活にハリが出てきていると思います」

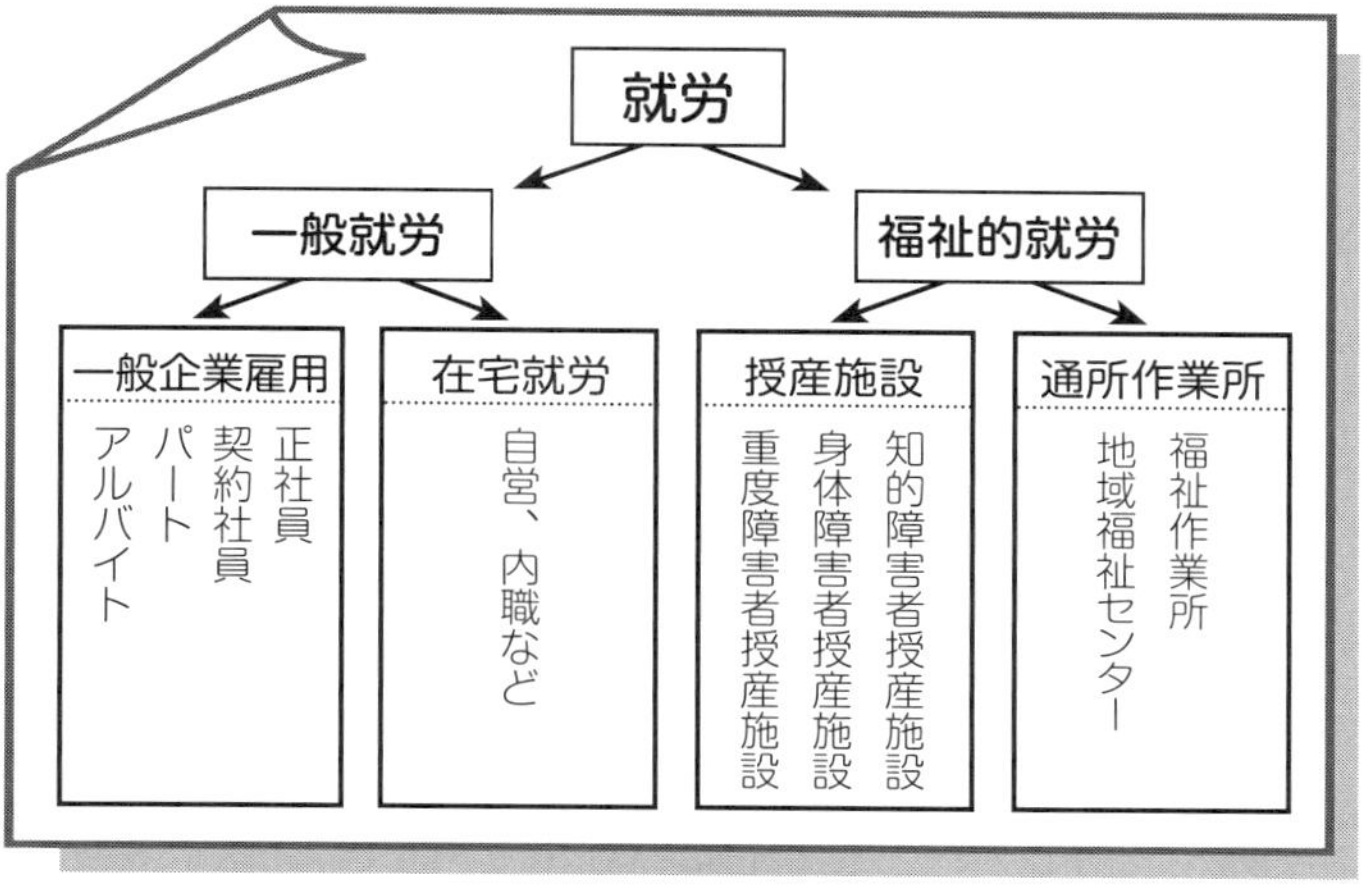

図11　就労の種類

すぐに就労できない人のために

リハビリテーションの目標を就労においている人も多いと思います。

病気や事故の前にすでに仕事についていた人であれば、もとの職場に戻ることが一番の目標になりますが、働いた経験のない人は新たに自分に合った職場を探すことになります。いずれにしても、現在の能力を就労関連の専門職によってきちんと評価してもらい、適する就労形態を選択していくことが第一歩となります。

就労には、一般就労と福祉的就労があります（図11）。

一般就労とは、一般企業への就職（雇用形態は正社員、契約社員、パート、アルバイトなど）と在宅就労および自分での起業をいいます。この場合は、労働基準法や最低賃金法などの法律が適用となります。一方、福祉的就労とは、一般就労が困難な人のために配慮された授産施設や福祉作業所などでの作業を指しており、労働関係の法律は適用されません。

病気や事故後に、もとの職場にすんなりと復帰できる人はいいのですが、そうでない場合は、図12のような経路をたどりながらいくつかの就労支援機関を利用していくのがよいでしょう。

図12は、就労達成に至るまでに利用する施設の経路です。リハビリテーション病院には職業カウンセラーがいて、復職に向けて能力評価、現事業主との折衝《せっしょう》、あるいは適切な職場探しを行うことがありますが、一般の病院には職業カウンセラーに相当する職種の専門家はあまりいないので、主治医やリハビリテーションスタッフ、ソーシャルワーカーなどの意見を参考にして、図12にある相談窓口を訪れます。

ハローワーク（公共職業安定所）には、障害者の職業相談・職業紹介および職場での指導などを専門に行う障害者就労支援担当が配置されています。

地域障害者職業センターは、ハローワークと密接な関係を保ちつつ、職業相談・職業能力評価、アフターケアまでを専門的かつ総合的に行っています。これは各都道府県に1ヵ所ずつ設置されています。千葉県の幕張にある障害者職業総合センターは、全国の地域障害者職

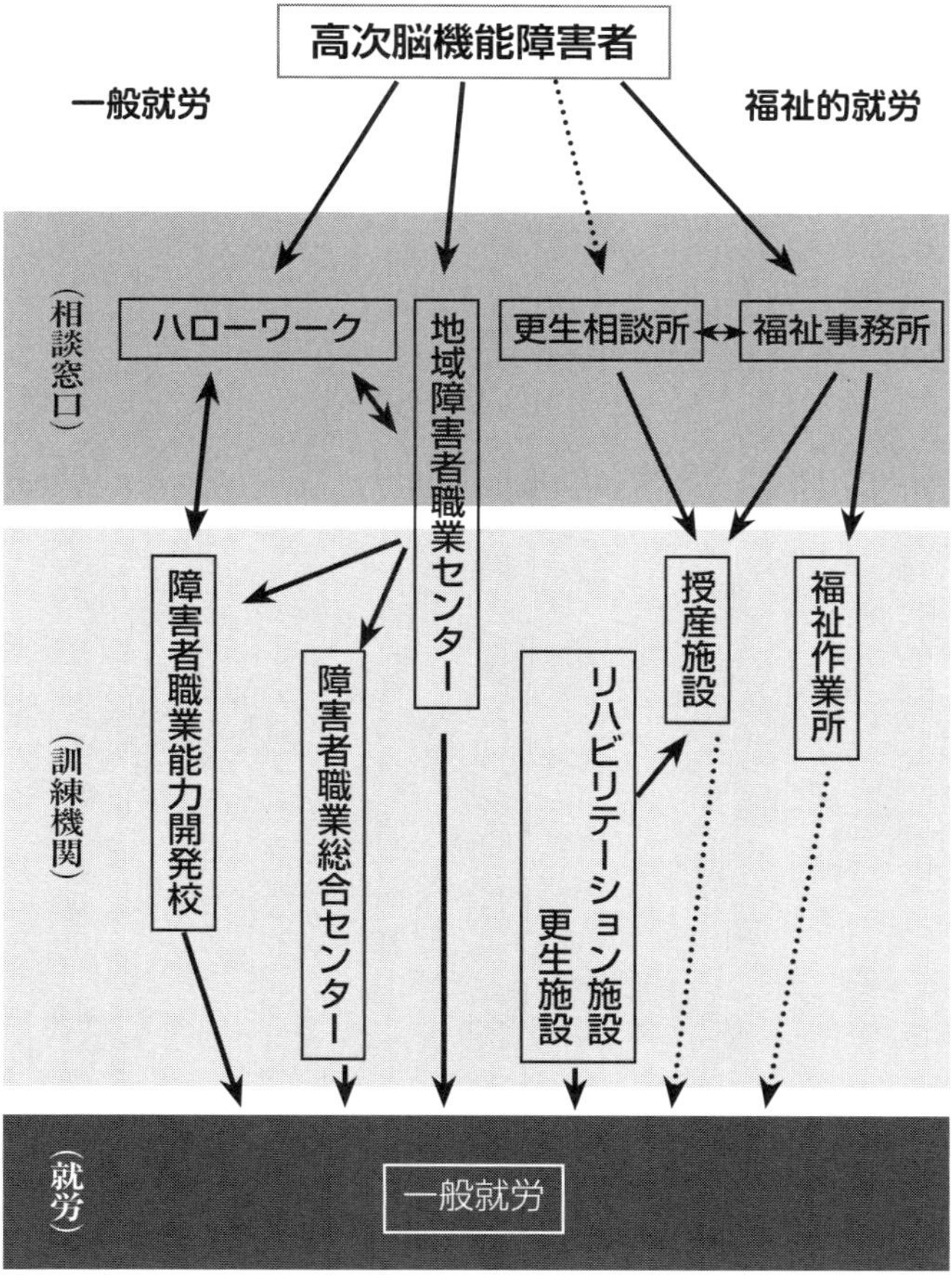
高次脳機能障害者
一般就労
福祉的就労
（相談窓口）
ハローワーク
地域障害者職業センター
更生相談所
福祉事務所
（訓練機関）
障害者職業能力開発校
障害者職業総合センター
リハビリテーション施設
更生施設
授産施設
福祉作業所
（就労）
一般就労

図 12　就労への道筋

業センターと連携して、高次脳機能障害者への専門的な訓練、支援を行っています。

福祉事務所は、日常生活全般にわたっての援助サービスの提供・助言指導、就労支援を行っています。

更生相談所は、障害者のさまざまな相談、たとえば車いすや補装具の貸し出し、障害者手帳の相談、健康問題などに応じ、必要により医学的・心理学的判定などを行い、市町村あるいは県の関係機関と協力して指導や援助を行っています。そのなかに、更生訓練や職業的自立への支援があります。東京都の場合は、東京都心身障害者福祉センターが設置されています。

また、就労のための訓練を目的に障害者職業能力開発校の利用も視野に入れて考えましょう。障害者を対象にしたものもありますが、障害の程度によっては一般向けの訓練校も利用できます。

現時点ではただちに就労できなくても、福祉作業所や各種の授産施設を利用してできる範囲を広げていき、就労へと進んだ人も少なくありません。

第三者の力を借りる

高次脳機能障害者のなかには、ようやく就職したのに働き続けることができずにやめてしまう人が少なくありません。就労を維持し続けるにはどうしたらいいのかは、大きな課題の一つです。仕事をやめてしまう、その主な原因を列挙してみましょう。

①実際に仕事をこなすことができない

注意が維持できずにすぐに飽きてしまう、言葉が伝わらない、仕事内容が理解できない、記憶が難しいなどの知的能力の低下が原因になっているケースは少なくありません。

②仕事内容への不満

過去に就労経験のある人の場合、以前のイメージがあるので、いまの仕事内容とのギャップを感じる人がいます。「こんな仕事はイヤだ」「オレのする仕事ではない」という声をよく聞きます。

③職場の人間関係

就労した当初は、仕事でミスがあっても障害の説明を受けている同僚や上司がカバーしてくれます。ジョブコーチが介入する場合もありますから、職場の理解が得られやすいでしょう。しかし数年後、理解ある職場の人が異動してしまうと、本人の障害を知る人がいなくなるのです。仕事に慣れてくるものの、ときに新たな同僚に「もっと早くできないの」「ほかの仕事もやってください」などと言われることがあるのです。同僚たちから投げかけられた些細な言葉に本人は傷つき、自信を失い、職場から遠ざかっていくことがあります。

これらの要因は単一ではなく、相互に関連しあっています。能力の低下から、それに見合う作業内容になってしまう、しかし、その仕事には不満、その結果、職場の人間関係にも悪影響を及ぼすのです。

高次脳機能障害者の就労を支えているのは、職場の理解です。どのような仕事が得意で、どのような仕事が苦手なのか、人との応対は上手にできるのか、どの程度作業に集中できるのか……。こうしたことを理解してもらうために、ジョブコーチといわれる就労を支援する専門職が会社に出向いて雇用主や会社の同僚に障害の説明をし、適切な仕事内容、勤務時間の提案を行うことがあります。

私はリハビリテーション専門病院に勤務していた頃、退院後すぐに仕事に復帰する人には、本人や家族の求めに応じて、会社に障害の内容と現時点でこなせる作業内容、作業時間などを文書にして送っていました。また、本人が学生で復学を希望したときには、担当の教員に障害の内容を記した文書を送りました。どのような教科が得意なのか、集中できる時間はどの程度なのか、どのように対応したらいいのかについて情報を提供したのです。学校や会社に出向いて説明をしたこともあります。

復職したけれど、会社を辞めなければならないかもしれないという状況になったときには、地域の就労支援機関のジョブコーチやリハビリテーションスタッフなどをとおして、会社にもう一度、障害について説明してもらうなどしてください。また、本人ときちんと話ができる第三者に相談するなど、辞める前にあらゆる手を尽くしましょう。

就労を目的としない人

高次脳機能障害の原因で圧倒的に多いのは、脳卒中（脳血管障害）です。脳卒中になる多くの人は中高年から高齢者のため、退院後、復職や就労を希望しない人が少なくありません。就労を希望しないとき、高次脳機能障害者の地域生活は、どのような点に注目すればよいのでしょうか。

私は、「もしも障害が生じなかったら、何をしていますか？」と本人や家族に質問します。

いま、高次脳機能障害によってしたかったことができなくなっているかもしれません。しかし、高次脳機能障害になったあとも、本来だったらしていること、したかったことに近づけることが大切なのではないでしょうか。たとえば、「日本一周旅行を夫婦でしたかった」

のなら、それを実現するためのさまざまな準備や訓練をするのです。準備や訓練とは身体の機能訓練だったり、旅行計画の立案だったり、車いすのレンタルだったりします。失語症になったことで言語聴覚訓練が取り入れられることもあるでしょう。その人の病気の以前から計画していた人生航路に沿った対応が大切なのではないでしょうか。

また、やりたいことを持ち合わせていない人は、自分が何をしたいかを考え、見つけるのです。家族はその手助けをしてあげてください。これは、仕事人間だった人が定年を迎えたときに、これから何をしていこうかと考えるのと同じなのです。

高次脳機能障害者の心のいたみ

健康で生活をしていた人が、突然に病気や事故で入院を余儀なくされたときの心の動揺や不安は相当なものがあります。

脳以外のケガや病気が原因で入院した人は「このような治療でよくなると言われたので心配はいらない」「たとえ歩けなくても、車いすで通勤できる」「手術すれば治癒する」「治療は大変だけど、がんばれば治る」というように、健康な脳が病気への対処の仕方を考え、不安感を和らげることができます。

しかし、高次脳機能障害者のなかには、このような不安感への対応が苦手な人がいます。

AだからBになり、だからCなのだという、論理立った考えができないのです。また、医師から「このような治療でよくなります」と説明を受けても、すぐに忘れてしまう人もいます。いまの訓練がどのような意味を持っているのか、なぜCになるのかといった理由づけもできずに毎日を過ごすとしたら、生活は受動的になりがちです。

また、人生の途中で障害者となり、それまでの仕事を失ってしまったら、誰もが元気な頃の自分と比較して落ち込んでしまうでしょう。それでも脳に原因がなければ、その落胆感を整理し、次のステップを考えることができます。しかし、高次脳機能障害者のなかには整理ができずに過去に固執し、焦りやイライラといった感情にとらわれやすい人がいるのです。

高次脳機能障害に限らず、障害が残ってしまった人には多かれ少なかれ、「なぜ、私が？」という怒り、「もう僕はだめだ」という絶望感、「誰もこなくなった、寂しい」という疎外感、「私には、できることがなくなった」という役割の喪失感、「将来、どうなるんだろう」という不安感があります。

高次脳機能障害者も、もちろん、こうした感情を抱きます。そして、このようなマイナスの気持ちを整理する能力が不得手であることを、支援する私たちは理解し、対応する必要があるのです。

おわりに

わが国では、いまからおよそ10年前の1996年に、頭部外傷、低酸素脳症などの若年の後天的な知的障害に関する問題が国会で初めて取り上げられました。それは、身体障害が軽度の若年層でありながらも、知的障害のみならず情緒・行動障害が顕著に表れ、社会生活に支障をきたしてしまう人々に対して、何ら法律的な救済がないという深刻な問題があったからでした。その後、頭部外傷に関する患者・家族会の粘り強いロビー活動のなかで、2001年、厚生労働省は高次脳機能障害支援モデル事業を開始しました。そこでは、国内で10の機関を高次脳機能障害支援に関するモデル病院（施設）として選定し、高次脳機能障害に関する実態調査、評価方法、地域支援、就労支援に関する研究を開始したのです。

また、これらをうけ、2004年4月には、病院での診療報酬請求の対象として高次脳機能障害が診断名として申告できるようになり、診断基準も発表され、2006年、障害者自立支援法の実施にあたっては、都道府県の地域生活支援事業のなかに高次脳機能障害支援普及事業を盛り込むまでに至りました。このように、この10年は、「高次脳機能障害」という用語が徐々に人々に知られるようになり、高次脳機能障害者およびそのご家族にとっても、制度面における氷河期を抜け出た大変意義深い時期であったと思います。ところが、その後の治療方法、対応方法は、未解決なまま現在に至っているのが現状です。

この傾向は、欧米においても同様で、さまざまな高次脳機能障害といわれる症状についての研究が本格的に始まったのは、生きている脳をはっきりと映し出す頭部ＣＴが登場した１９７０年代からです。このＣＴによって、脳の損傷部位と症状が対応したのです。ですから、さらに高次脳機能障害の回復や対応方法についての研究が、きちんとした学問的な検証の後に取り上げられるようになったのは、欧米においてこの10年ほどなのです。

東京都は２００６年から２００７年にかけて、高次脳機能障害者２６９名（男性２０２人、女性67人）とその家族に対し、現状を把握する目的でニーズ調査を行いました。私はその委員の一人だったのですが、その結果をまとめると以下のようになりました（％は小数点以下四捨五入）。

原因疾患は脳血管障害が51％、頭部外傷が37％、低酸素脳症が４％、その他、脳腫瘍、感染症などでありました。主な介護者は、脳血管障害の場合は妻、頭部外傷では母親という例が、本調査の対象者の約70％に見られました。

急性期病院で高次脳機能障害の説明を受けた人は、51％（137名）。そのうち、家族がその内容を「よく理解できた」のは20％にとどまり、現在までに高次脳機能障害の診断を得た人は72％、23％は診断がありませんでした。専門の医療機関、窓口を整備する必要があると感じました。

高次脳機能障害者の主な生計は（複数回答）、同居家族の収入に頼る（49％）か、障害年金や手当（49％）、預貯金の取り崩し（25％）などです。経済的支援を求める声が多く聞こえました。

高次脳機能障害者の60〜70％は身体障害が残存していても、トイレ、入浴などの基本的な日常生活動作は自立していたのが特徴です。しかし、さまざまな高次脳機能障害のために一人で外出するのは難しく、外出支援を要する例が多いことがわかりました。

一方、重度の身体障害を合併し、日常生活にも介助を要し、社会から疎遠となる人がいらっしゃることにも留意する必要がありました。本調査では、遷延性《せんえんせい》意識障害（昏睡状態が数ヵ月以上継続する人）や重度の介護を要する例が除外されている可能性があるので、これらの結果は、高次脳機能障害者全体の特徴をすべて網羅しているわけではありません。

本調査の対象者は、20代、30代、40代が約半数を占め、いわゆる生産年齢層への支援が求められると感じました。また、高次脳機能障害者は、たとえ就労が達成できても、継続することにも問題が生じます。本調査では就労したがやめてしまった人が34人いて、その原因は、①仕事をこなすことができない71％、②対人関係のトラブル18％でした。高次脳機能障害に対する就労先の理解、ジョブコーチの拡充、就労継続支援を望む声が多かったです。

高次脳機能障害者および家族の要望として、①高次脳機能障害に対する社会的理解、②地域における訓練（機能訓練や認知リハビリテーションなど）の場の拡大、③介護者亡き後の生活の場の確保（グループホームなど）、④経済面の保障、⑤就労支援（ジョブコーチなど）の拡充、⑥介護者への支援などが共通して記されていました。

また、5年、10年と時間がかかるけれども高次脳機能障害は改善し、社会に適応することができたという家族の意見もあり、高次脳機能障害者に対する長期的支援の重要性を示していました。

本調査は、高次脳機能障害を有すると考えられる人およびその家族に質問紙を郵送し回答を得るという形式で進めました。調査の対象者は、家族会に所属していたり、地域での通所施設を利用している人が多いので、すでに高次脳機能障害に関する知識や社会資源をある程度活用している人たちであると考えられます。したがって、すべての高次脳機能障害者の声を集約しているとは考えにくいですが、地域における高次脳機能障害者支援策の策定にあたっては、基礎的・概略的データを提供しているのではないでしょうか。

脳は卵豆腐のような感触があるとってもデリケートな臓器です。一度、形が壊れてしまうと、もとの形に戻ることは外科的な治療や内科的な治療を施しても困難です。神経細胞が新たにつくり出されることも可能性としては非常にわずかなのです。しかし、脳が、機械とは異なる決定的なことは、回復という現象が起きることです。機能を支える仕組みが、形を変えて修復されていくのです。現在の環境になんとか適応しようとするのです。適応しようとして、少しずつ神経同士が新たに手をつなぎあっていくのです。神経ネットワークが再構築されていくのです。

本書では、この点を強調しました。卵豆腐のような臓器だからこそ、そして複雑な思考と感情の塊であるからこそ、修復のために時間をかけた、丁寧な対応が必要なのです。そうすることにより、高次脳機能障害者の生活の質は高まっていくのです。

東京レインボー倶楽部の連絡先
ＴＥＬ／ＦＡＸ　０４２－４８６－８７６５（代表・飯野）

渡邉 修

1960年、山梨県に生まれる。医学博士。日本リハビリテーション医学会専門医。浜松医科大学医学部卒業後、同大学脳神経外科にて臨床、研究に従事。1993年より、リハビリテーション科に移動。東京慈恵会医科大学付属第三病院で数多くの高次脳機能障害の治療を経験。1995年より、スウェーデン・カロリンスカ病院臨床神経生理学部門に勤務。帰国後、神奈川リハビリテーション病院リハビリテーション医学科医員。2004年、東京都調布市で高次脳機能障害者とその家族、ボランティアで運営するグループ「東京レインボー倶楽部」を立ち上げ、地域でのリハビリテーションの場をつくる。2005年、首都大学東京教授。2013年、東京慈恵会医科大学教授。患者とその家族のケアを最優先に治療している。

講談社＋α《プラスアルファ》新書 411-1 B

高《こう》次《じ》脳《のう》機《き》能障害《のうしょうがい》と家《か》族《ぞく》のケア

現代社会を蝕《むしば》む難病のすべて

渡邉《わたなべ》 修《しゅう》 ©Syu Watanabe 2008

2008年 8 月20日第1刷発行
2024年10月 2 日第6刷発行

発行者——篠木和久
発行所——株式会社 講談社
東京都文京区音羽2-12-21 〒112-8001
電話 編集(03)5395-3522
販売(03)5395-4415
業務(03)5395-3615

カバー写真——AFLO
デザイン——鈴木成一デザイン室
カバー印刷——共同印刷株式会社
印刷——株式会社新藤慶昌堂
製本——株式会社国宝社
本文データ制作——有限会社葉月社

KODANSHA

定価はカバーに表示してあります。

落丁本・乱丁本は購入書店名を明記のうえ、小社業務あてにお送りください。

送料は小社負担にてお取り替えします。

なお、この本の内容についてのお問い合わせは第一事業本部企画部「＋α新書」あてにお願いいたします。

Printed in Japan
ISBN978-4-06-272520-0

講談社+α新書

ご利益のある名水 「名水百選」にもない本当の穴場
南 正時
全国2500ヵ所を訪ね歩いたなかから厳選した和泉式部、弘法大師ゆかりの名水を味わう！
800円 394-2 D

自分クリエイト力
樋口裕一
論理的に行動すれば、目標は必ず実現できる！ 不満だらけの現状から脱却して人生を変える！
800円 395-1 C

隠された皇室人脈 憲法九条はクリスチャンがつくったのか!?
園田義明
カトリック家系の美智子妃誕生は、昭和天皇の同意のもと、吉田茂が仕掛けた政略結婚だった
876円 396-1 C

世界でいちばんやる気がないのは日本人 成果主義が破壊した「ジャパン・アズ・No.1」
可兒鈴一郎
「勤勉日本人」は、もはや過去の栄光!? 日本が国際競争力を取り戻すヒントが北欧にあった
800円 398-1 C

本当に怖い低血糖症 マクロビオティックが現代の病を治す
奥津典子
花粉症、不妊症、アルコール依存……。現代のあらゆる病の根本原因が「低血糖症」だった!!
838円 399-1 B

家庭モラル・ハラスメント
熊谷早智子
あなたも被害者かもしれない。モラハラ離婚…夫の精神的暴力から、こうして私は生還した！
838円 400-1 A

思いやりはお金に換算できる!?
有路昌彦
医療、年金、食の安全……気になるあの問題も、今からの人生設計の不安も読めばスッキリ解決！
800円 401-1 C

国会崩壊
平野貞夫
国会のプロが実名で斬る。国会崩壊の主犯は!? また、衆院での再議決は本当に「合憲」なのか？
800円 402-1 C

いまも生きる「武士道」 武家の女性の精神を貫いた祖母の教え
石川真理子
三世代の家族を武士の教えに則って導いた、明治生まれの女性の、最も無駄がなく優美な心得
800円 403-1 C

今、世界中で動物園がおもしろいワケ
久米由美
動物園は世界中で進化し続けている！ 訪ねずにはいられなくなる36園をカラー版で紹介！
1000円 404-1 D

死ぬまでに飲みたい30本のシャンパン
山本昭彦
キーワードは造り手、品種、そして格付け。ブームのシャンパン飲みの達人への道、教えます！
876円 405-1 D

表示価格はすべて本体価格（税別）です。本体価格は変更することがあります